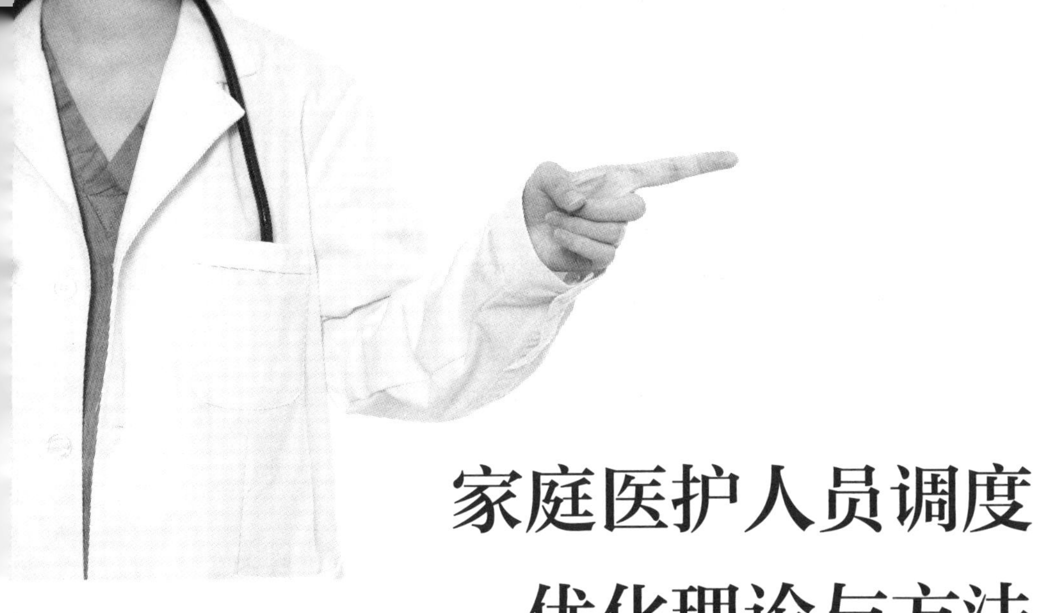

家庭医护人员调度优化理论与方法

李妍峰 向婷 罗楠 王海瑞 著

西南交通大学出版社
·成 都·

图书在版编目（C I P）数据

家庭医护人员调度优化理论与方法 / 李妍峰等著
. —成都：西南交通大学出版社，2023.7
ISBN 978-7-5643-9395-3

Ⅰ. ①家… Ⅱ. ①李… Ⅲ. ①家庭医学 - 卫生服务 - 研究 - 中国 Ⅳ. ①R499

中国国家版本馆 CIP 数据核字（2023）第 131244 号

Jiating Yihu Renyuan Diaodu Youhua Lilun yu Fangfa

家庭医护人员调度优化理论与方法

李妍峰　向　婷　罗　楠　王海瑞　著

责任编辑　何明飞
助理编辑　赵思琪
封面设计　原谋书装
出版发行　西南交通大学出版社
（四川省成都市金牛区二环路北一段 111 号
西南交通大学创新大厦 21 楼）
发行部电话　028-87600564　028-87600533
邮政编码　610031
网　　址　http://www.xnjdcbs.com
印　　刷　郫县犀浦印刷厂
成品尺寸　170 mm × 230 mm
印　　张　12.25
字　　数　183 千
版　　次　2023 年 7 月第 1 版
印　　次　2023 年 7 月第 1 次
书　　号　ISBN 978-7-5643-9395-3
定　　价　68.00 元

前言
PREFACE

随着人口老龄化加深、城镇化加快和慢性病高发程度加重，人们对医疗卫生服务资源的需求日益增加。在基层推进家庭医生签约服务是在当前形势下健全分级诊疗和维护人民健康的重要途径。该服务既能为老人带来全方位、全生命周期的医疗保健服务，还能克服医院不能满足人民群众所需要的长时间、持续性医疗保健服务需求的困难。家庭医生签约服务在实际运营过程中存在需要为医护人员安排合理的上门服务路线的问题，即家庭医护人员调度问题。

本书首先介绍了一类携带医疗物资的家庭医护人员路径调度优化问题。考虑患者接受服务的弹性时间窗、多时间窗、同步服务、医患技能匹配、医疗物资等特性，构建混合整数规划模型，根据模型特征提出了分支定价算法进行求解，在算法中对同步约束进行了隐式处理。同时，通过增加标签维度处理不同类型的医疗物资，并使用基于启发式和精确算法相结合的混合算法加快子问题的求解。通过大量数值实验，验证了分支定价算法的高效性和鲁棒性，并对模型中一些参数进行了灵敏度分析。

在此基础上，进一步考虑以提高服务质量和降低运营成本为代表的双目标家庭医护人员路径调度优化问题。由于服务质量和运营成本通常是相互冲突的，为了分析两者的权衡关系，在考虑医患技能匹配、患者时间窗约束和医护人员的工作时间管理等约束的前提下，以最小化运营成本和最大化参与者偏好为目标建立了双目标的混合整数规划模型。根据相关初级护理理论，从医护人员的服务技能和医患熟悉度方面考虑患者的偏好，从加班时长的角度考虑医护人员偏好。结合问题特征，设计一种在基本 NSGA-Ⅱ框架中嵌入局部搜索算法的新型混合 NSGA-Ⅱ算法对问题进行求解。通过大量数值实验，验证混合 NSGA-Ⅱ算法的性能，并对模型中总成本与参与者偏好满意度的权衡关系进行分析。

本书内容将运筹优化的相关理论方法与医疗行业相结合，可以作为相关专业研究生的案头读物；同时，本书内容与实际运营紧密相关，可以为相关医疗机构提供建设性的参考意见。

著 者

2023 年 5 月

目录
CONTENTS

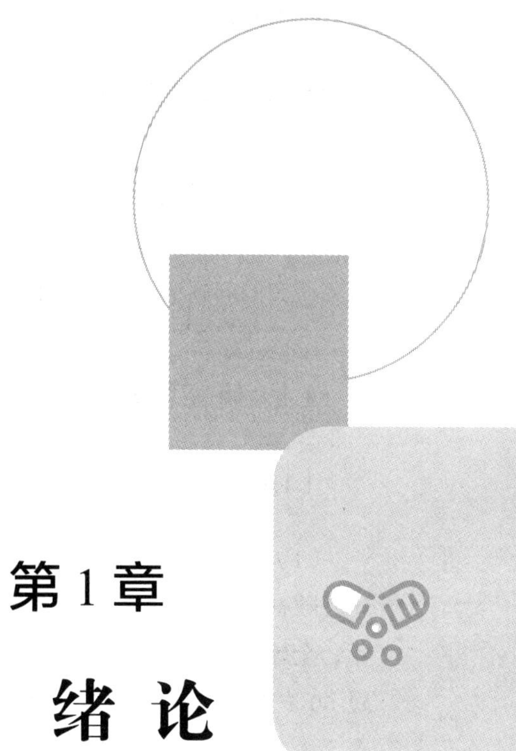

第1章

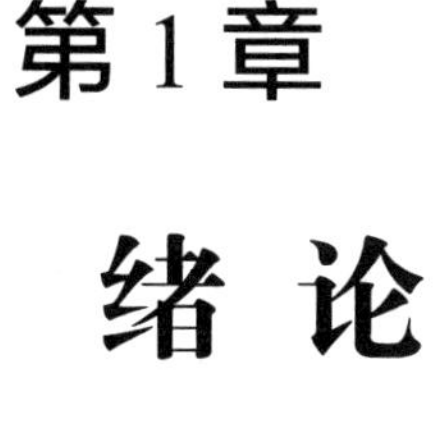

绪 论

本章通过对大量相关文献的总结和提炼，较为全面地回顾国内外关于家庭医护人员调度问题的研究现状和研究成果，指出当前研究中的不足和有待深入研究的问题，并介绍本书的基本研究内容。

1.1 研究背景和意义

1.1.1 研究背景

（1）中国人口老龄化程度不断加深，家庭医生签约服务需求紧迫。

随着生育率的下降和人均寿命的延长，全球人口迅速老龄化。预计到2030年，全球60岁及以上人口将增长到14亿，到2050年将超过21亿。假设超过60岁的老人人口数占某个国家或区域人口数的10%，或者说超过65岁的老人人口数占了某个国家或区域人口数的7%，那么这些国家或区域正处在人口老龄化社会阶段，而当65岁以上的老人人口数比例达到14%则意味着进入了深度人口老龄化社会阶段。到2000年，中国65岁及以上的老人人口数占人口总数的比重已为6.96%，中国开始进入人口老龄化社会。到2010年，中国65岁及以上的老人人口数占人口总数的比重约为8.87%，老龄化趋势逐年增加。中国2020年第七次全国人口普查统计数据表明，目前中国65岁以上人口占总人口的比重为13.50%，中国正在形成深度老龄化。在未来5～10年，我国将处于深度老龄化阶段，短期内面临老龄化率增长急剧加速的局面。为减轻居民赡养老人的压力以及适应不同社会群体的医疗需求，国家不断制定主动适应人口老龄化的策略，大力推动家庭医生签约服务。

随着我国高年龄、多病症、留守在家的老年人日渐增多，家庭养老和老人的医疗保障需求问题已经暴露。当前，我国存在家庭、机构、社区居家养老三种模式。其中，家庭后代人数的减少使得赡养父母的压力增加，家庭养老受到阻碍；养老机构数量少、质量低、价格高，机构养老模式生存艰难；而以社区为依托的居家养老模式既能让老人在家居住、得到情感上的满足并得到全方位和针对性的医疗服务，还能节约社会成本和资源。因此，社区居家养老模式在保障老年人心理健康的基础上，还补救了出现在家庭养老和机构养老的问题。社区居家养老模式主要是由社区医院的人员组成家庭医生团队给居民提供上门服务。发展社区居家养老的同时可大力推动家庭医生签约服务以扩展团队规模，从而解决因人口老龄化而造成的家庭赡养问题。

家庭医生主要是指由主治医师、护士等构成的队伍，该队伍必须有两级以上医院医师的医学支持与服务指导。家庭医疗护理服务也需要家庭医生团队对医护人员进行等级划分，再根据患者预约的时间和要求，安排医护人员上门服务的顺序，优化家庭医护人员调度与路径规划成为其中重要的一环。即家庭医护人员上门为患者提供医护服务，医护中心需要为医护人员设计一组调度路线方案，在考虑诸多约束的情况下尽可能地减少运营成本并提高服务质量。医疗资源缺乏，家庭医疗护理人员数量有限，老年人医疗护理需求较大，如何合理配置上门服务人员数量和规划访问路径是医护中心面对的一大难题。在此过程中，还要考虑家庭医护人员工作量的均衡和工作质量的保证、患者服务的连续性和满意度等现实因素。

（2）医疗需求增加同医疗资源短缺存在矛盾，需要推动家庭医生签约服务。

随着人口老龄化程度的加深，人们对医疗卫生服务资源的需求日益增加。人民日渐增长的医疗需要和全国不均匀分配的医疗资源间的矛盾越来越明显。由医院和疾病作为中心的医疗卫生服务模式已不能保证人民长期和连续的治病需要。通常大部分患者前往医院就医，存在医院的专家数量较少、病床拥挤等问题，而过多的患者又导致医院环境嘈杂、医疗资源分配不够均衡。如果人们在家接受医疗健康服务，可以缓解医院的混乱情况。在此背景下，将医疗和养老相结合的家庭医疗护理（Home Health Care，HHC）服务应运而生。该服务以医院和社会企业为主体，安排医护人员上门为患者提供医疗、康复护理和生活照料等服务，该服务特别适合老年人、慢性病患者或行动不便的患者。在美国、德国、荷兰等国家，HHC 服务快速发展并成为缓解养老问题的有效途径。并且部分国家的 HHC 已经发展完善，保障着人们的健康。

然而在中国，HHC 服务通常由一些私营企业提供，价格昂贵且覆盖面窄，仅被北京、上海等一线城市的少数人群选择。目前，患者就诊仍然以大中型综合医院为主。但大中型医院的总体医疗投入偏低，医疗服务系统资源的供需错位程度高，难以满足人们对长期、连续健康照顾的需求。为此，2022 年 3 月，卫生健康委发布了《关于推进家庭医生签约服务高质量发展的指导意见》，意见指出：家庭医生签约服务是以社区为单位，全科医生为核心，家庭医生服务团队（由全科医生、卫生院医师、退休临床医师、护士等组成）为支撑，通过签约方式为患者提供基本医疗、基本公共卫生服务和健康管理服务；优先覆盖老年人、孕产妇、残疾人等人群，以及高血压、糖尿病等慢性疾病和严重精神障碍患者；同时，为了增强签约服务的吸引力，家庭医生团队根据居民的健康状况和需求，制定不同类型的个性化签约服务内容，可按照协议内容为签约患者提供全程服务、上门服务、预约服务等多种形式的服务。要准确把握工作节奏，在确保服务质量和签约居民获得感、满意度的前提下，循序渐进积极扩大签约服务覆盖率，逐步建成以家庭医生为健康守门人的家庭医生制度。从 2022 年开始，各地在现有服务水平基础上，全人群和重点人群签约服务覆盖率每年提升 1 ~ 3 个百分点，到 2035 年，签约服务覆盖率达到 75%以上，基本实现家庭全覆盖，重点人群签约服务覆盖率达到 85%以上，满意度达到 85%左右。

（3）我国医疗护理人员稀缺，家庭医护人员上门调度效率不高。

社区居家养老模式中，主要针对社区组建养老医护中心，安排社区基层医生和护理人员对老年人进行上门医疗护理服务。而老年人的医疗需求丰富，社区基层医生的资质参差不齐，高级别医生人才匮乏，医生数量供给不足等情况众多，造成医护人员的调度效率与服务水平不高。以北京市朝阳区为例，通过调查统计社区医护人员上门提供医疗服务的比例为 15.19% ~ 80.39%，其中，艾灸、针灸和推拿等服务的供给程度较低，社区提供上门服务的量少于居民对医疗服务的需求，通过统计 45 家社区卫生服务中心的数据，有 93.2%的服务中心存在医务人员数量不足的情况。

国内家庭医生的供需状况为对家庭医生待遇激励力度不够，从业者占比少。截至 2021 年底，每万人口拥有全科医生仅为 3.08 人，并且目前我国家庭医生签约服务的吸引力不足，区域发展不均衡，覆盖分配不全面等问题，导致我国近九成区域存在家庭医生诊疗人才匮乏现象。

在这样的背景下，家庭医护人员调度问题被越来越多的学者所关注。目前，家庭医疗护理团队对医护人员上门调度还处于依靠经验的人工预约调度，没有充分的科学依据和数据验证，最为关键的是无法有效缓解医护人员短缺与患者需求之间的矛盾的情况。在资源稀缺和行业竞争激烈的环境下，用户的体验感和服务水平是患者选择的核心依据，人工预约调度不能满足患者的满意度以及偏好，家庭医疗护理团队无法提高生存力。基于此，本书提出了家庭医护人员调度相关优化理论与方法。

1.1.2 研究意义

中国人口老龄化伴随着老年疾病和慢性疾病的高发，为解决医疗护理服务问题，家庭医生签约服务逐渐覆盖全国。在医疗物资匮乏的情形下，医护中心的决策者应该有效安排家庭医护人员的日常工作，充分利用现有的家庭医护人员服务能力，以降低运营成本和最大化满足患者要求。因此，家庭医护人员调度优化问题研究具有深刻的理论意义和现实意义。

随着家庭医生签约服务的全国覆盖率增加，家庭医护人员调度问题引起广泛关注。家庭医护人员调度问题的优化模型和求解方法可以有效提高医护中心相关产业的运作水平。研究家庭医护人员上门路径调度优化问题既可以丰富家庭医护人员调度问题理论研究，又可以借鉴车辆路径问题的模型与算法做进一步的探讨，为医护中心管理提出有效建议，给路径调度问题提供新的优化思路，并对推进家庭医生签约服务和高效整合医疗物资具有现实意义。

首先，合理的医患匹配，可以缓解医护人员数量紧缺问题和提高对患者的服务质量。家庭医护服务的对象主要为老年人、慢性疾病患者、行动不便的患者等。不同对象所需的服务不同，对医护人员的技能要求不同。若让高等级医护人员服务低等级需求的患者虽然患者可以得到较好的服务，但浪费医疗物资。若让低等级医护人员服务高等级需求的患者，则降低了服务质量。于是需要根据现有的医护人员和患者的需求设置合理的医患匹配具有重要的现实意义。

其次，在家庭医护服务的过程中，医护人员需要携带不同的医疗物资为患者提供服务。例如，温度计测量体温、血压计测量血压、药品提供换药服务等。这些医疗物资具有可重复使用或不可重复使用的性质，而医护人员可以携带的医疗物资总量有限，于是在实际医护人员的调度中，医疗物资的调度往往会影响医护人员的上门路径。因此，研究考虑携带医疗物资的家庭医护人员调度问题具有重要的现实意义。

最后，根据现实情况，考虑患者有多个接受服务的时间窗和不同时间窗的满意度不同，研究其对家庭医护人员调度优化存在的影响，既可以为医护中心决策者提供高效的管理运营经验和降低运营成本，又可以提高患者的满意度。因此，研究考虑携带医疗物资的多时间窗家庭医护人员调度问题也具有重要的现实意义。

1.2 国内外研究现状

当前，家庭医护人员调度优化问题得到众多学者的重视。国外学者对家庭医护人员调度优化问题的研究较多，国内学者也进行了相关研究。家庭医护人员调度优化问题和车辆路径问题有较多相似之处，如医护人员与车辆类似，需要规划其服务患者的路径，问题的目标也都主要是最小化成本等。目前，车辆路径问题已经有了比较广泛的研究，因此可以充分地学习其中关于调度和路径规划问题的成果，将其作为本书研究的基础。

1.2.1 车辆路径问题研究现状

随着社会的快速发展，车辆路径问题研究变得广泛。该问题可以描述为某公司运送中心的某些车辆需要从起点出发服务一系列的顾客后返回起点，行驶过程中车辆不能超重并满足顾客需求，且行驶路径成本最低。研究者为了让车辆路径问题更加适合现实中的各个场景，考虑车辆取送货、车辆从不同起点出发、时间窗、动态随机等因素。由此导致了车辆路径问题的扩展形式众多，如带容量约束的 VRP、带时间窗的 VRP、随机 VRP、多车型 VRP 等。其中，带时间窗的车辆路径问题（Vehicle Routing Problem with Time Window，VRPTW）已经有了广泛的研究，最早在 1967 年由 Pullen 和 Webb 提出。VRPTW 从时间窗的数量可以分为单时间窗问题和多时间窗问题，目前的研究集中于单时间窗类型，少部分研究多时间窗类型。

目前，研究单时间窗 VRP 的文章考虑了硬时间窗、软时间窗、模糊时间窗等不同因素。Desaulniers 的研究主要考虑了车辆容量、患者接受服务的硬时间窗以及车辆分批次运送的情况，提出分支定价切割算法。吴天羿等人考虑服务时间不能超过时间窗，建立了多目标车辆路径问题模型，设计精英策略的快速非支配排序遗传算法求解，最终验证了该算法能快速收敛。Pan 等人的文章中研究了具有时间窗的时间依赖的车辆路径问题，时间依赖全天不同程度的道路拥堵。刘诚等人的研究考虑了软时间窗，车辆早到有等待机会成本，迟到有惩罚成本，设计了并行遗传算法求解该问题。Mouthuy 等人的研究考虑了硬、软时间窗的车辆路径问题，硬时间窗不能违背，软时间窗可以在受到一定惩罚下违背，提出一种多阶段的大规模邻域搜索方法求解。Yu 等人考虑了硬时间窗下的异构车队与绿色车辆路径问题，设计分支定价算法求解。范厚明等人考虑了顾客的模糊时间窗和模糊需求，以总行车距离、车辆使用数最小化，以及平均顾客满意度最大化为目标，并采用可信性测度理论构建了多目标模糊机会约束模型。

不同学者所研究的多时间窗 VRP 存在差异，国内外学者主要有以下研究。Favaretto 等在 2007 年率先提出一种蚁群算法求解带多时间窗和多访问的车辆路径问题。黄秋爱和李珍萍利用引入最优个体保留方案改进传统的遗传算法，并添加增加车容量及最大行驶距离等限制条件构建多时间窗车辆路径调度数学模型。随后的研究者设计了新颖的智能水滴算法、混合邻域禁忌搜索算法、变量邻域搜索启发式算法等算法有效解决了多时间窗车辆调度实际问题。Bogue 等提出了一种基于列生成和变邻域搜索的后优化启发式算法，建立了集覆盖主问题模型和多个时间窗和容量约束的基本最短路径问题模型。

Beheshti 等人的数学模型以多优先时间窗作为考虑因素，以最小化旅行总成本和最大化顾客满意度作为目标函数，运用协同进化多目标量子遗传算法求解。Lin 和 Yu 基于多约束团队定向问题加入多时间窗特性进行研究，设计模拟退火算法求解。闫芳和王媛媛针对现实情况提出多模糊时间窗特性，为了考虑患者的满意度，使用与患者开始被服务的时间所关联的隶属度函数进行计算，应用粒子群算法求解，验证了多模糊时间窗的特性，可以有效降低配送成本。谢九勇等人所建立的数学模型主要考虑了患者具有接受服务的多个软时间窗，目标函数中主要包括使用的汽车数量、运输费用以及对偏离时间窗的惩罚成本等，并设计了带有自适应机制的禁忌搜索算法对模型求解。

1.2.2 家庭医护人员调度优化问题研究现状

法国、美国、英国等国家对家庭医护人员调度优化问题的研究较早且深入，也产生了许多优秀的成果，而中国由于近年来开始存在社区居家养老模式和家庭医生签约服务的需求，才逐渐开始研究家庭医护人员调度优化问题。在家庭医护服务中，医护人员上门为患者提供医护服务，决策者需要在考虑诸多因素的情况下制定医护人员的最优调度方案，该类问题被称为家庭医护人员路径与调度问题。部分学者对家庭医护人员调度优化问题从约束条件、目标函数、求解算法、模型建立等多个方面进行了详细阐述。本节先从模型建立考虑的不同因素阐述家庭医护人员调度优化问题研究现状，主要围绕本文模型建立的时间窗、医患匹配、医疗物资调度、医护人员的工作管理、时间依赖、服务连续性几个方面，以及求解算法方面进行概述。

1.2.2.1 模型建立方面

（1）时间窗。

多数学者从患者接受服务的时间窗角度建立模型。一部分学者考虑患者接受服务的硬时间窗，医护人员在每个患者的固定时间窗内服务，提前到达或迟到则不能服务。Mankowska 等人考虑服务之间的时间依赖性，允许医护人员在同时服务患者时违反时间窗。卓艺赫等人在周期性问题中考虑患者接受服务的日期以及时间窗。Redjem 和 Marcon 解决了患者接受多个护理人员在同一时间窗内被服务的问题。陶杨懿等人考虑多个护理人员对同一患者服务时不能违反时间窗要求。

一部分研究者考虑软时间窗，允许时间窗被违反，但存在一定的代价。Trautsamwieser 和 Hirsch 认为如果违反时间窗约束则在目标函数中设置惩罚成本。Trautsamwieser 等人提出通过完成的时间比例衡量患者满意度的软时间窗。Rasmussen 等人认为分配家庭医护人员的挑战在于时间窗存在软偏好约束和在访问开始时间之间的时间依赖性，以这样的背景建立基于患者偏好的访问聚类和时间依赖性的家庭医护人员调度问题模型。Hiermann 等人研究了以员工和患者的满意度为目标的家庭医护人员调度问题，考虑患者的偏好开始服务时间和软时间窗。关于患者时间窗也存在特别的约束，Bertels 和 Fahle 同时考虑了软、硬时间窗的情形，患者必须在硬时间内被服务，在此前提下，如未能在软时间窗内被服务则给予惩罚。

（2）医患匹配。

在医护人员的技能与患者的技能需求匹配约束中，大部分研究者考虑严格的医患技能匹配，将患者和医护人员进行分类，只允许同类型的医护人员对患者服务来满足患者的需求。袁彪等人建立了多类型家庭护理人员调度问题模型，只允许同类型的医护人员服务患者。Lin 等人考虑患者医护任务的多样性，但护士不是全能的，于是将执行任务的护士分为 5 类，每一类任务只能由符合该类别条件的护士执行。Liu 等人考虑每个护理人员可以服务的患者子集，并具有单位时间服务成本。Heching 等人的研究基于患者所需的属于医护人员的技能资格集合，并在最大化所服务的患者数量上建立模型。部分研究将医护人员的技能水平和患者的需求分为不同等级，考虑患者需求由同等级技能水平的医护人员服务。Decerle 等人在研究中设置医护人员等级与患者服务需求等级不相等时决策变量为 0，以此来保证医患技能等级匹配。

少部分研究者考虑可降级的医患技能匹配，允许患者能被技能等级不低于其需求等级的医护人员服务，其中有的研究考虑降级服务存在惩罚成本，有的研究考虑降级服务在可控范围内进行。如袁彪等人不仅考虑了服务时间的随机性，而且考虑了患者的服务需求小于等于医护人员的最大服务能力。Trautsamwieser 等人允许医护人员降级服务患者但有惩罚成本。少数研究者允许技能级别约束被违反但存在惩罚。Fikar 和 Hirsch 设置了每个医护人员允许降级服务的最大技能偏差，建立的数学模型可先确定潜在的步行路线再优化交通系统。少数研究者为医护人员的降级服务设置了一个弹性范围。Demirbilek 等人在动态环境下根据现实情况考虑两种医患匹配，一种是混合分配，如果护士的技能水平大于等于患者需求，则可以分配；另一种是同质分配，患者只能被分配给技能水平完全匹配的护士。

（3）医疗物资调度。

少部分研究者考虑家庭医护服务中医疗物资调度的车辆路径问题。Liu 等人研究了家庭医护服务中带时间窗的取送货车辆路径问题，根据患者需求的不同取送货模式建立了最小化旅途成本的车辆路径问题；主要涉及从家庭护理公司的药房向患者提供药品和医疗器械，从医院向患者提供特殊药品，从患者那里提取生物样品和未使用的药品和医疗器械。Fathollahi 等人着重关注环境污染，根据不同运输系统 CO_2 排放量不同的特点，考虑患者药物运输工具不同的特点，建立最小旅行成本和 CO_2 排放量的双目标优化模型。Nasir 和 Kuo 结合医护人员调度和车辆调度两方面考虑了医患匹配、患者偏好、硬时间窗、同时取送货等情形，建立了最小化旅行成本和服务成本的数学模型。

（4）医护人员的工作管理。

部分学者研究了医护人员的最大工作时长。Mutingi 和 Mbohwa 为每位医护人员设置了一个执行任务的时间窗。Hiermann 等人、Martin 等人考虑医护人员的工作时间偏好，并设置了医护人员的优先工作时间窗。Rest 和 Hirsch 通过满足医护人员连续工作时长不超过某个阈值来制定轮班制度。Bertels 和 Fahle 通过添加一个强制休息节点来考虑医护人员的休息，要求每位医护人员都必须访问该节点。Xiao 等人为医护人员提供一个休息的时间范围。Fikar 和 Hirsch 通过设定最大连续工作时长考虑是否应该休息以及什么时候休息。

（5）时间依赖。

部分研究者考虑患者的服务需要多名医护人员共同协作完成（如超重患

者的抬运），或多名医护人员必须按照一定的时间顺序或时间间隔服务同一患者。例如，Bredström 和 Rönnqvist 强调了 HHC 服务中同步服务和考虑服务时间优先级的重要性和复杂性；Rasmussen 等人、陶杨懿等人考虑了多名医护人员协同服务患者时的五种服务时间依赖关系（完全同时、交叉重叠、最小差异、最大差异和混合差异）；Redjem 和 Marcon 考虑部分患者需要在午餐前和午餐后分别服用药物的情形。

（6）服务连续性。

由于不同患者的需求可能不在同一天内，同一患者的需求也可能分散在一个星期或一个月的多天内，这就要求医护人员工作多天，而决策者需要将更长的时间（多天或多周）作为决策周期。与以一天为决策周期的单周期问题相比，多周期问题需要考虑更为复杂的医护人员排班、工作时间规定和连续性服务。在多周期的调度中，服务的连续性是维持患者满意度的重要指标，患者更加偏好于相同医护人员的连续性服务。部分研究将服务患者的不同医护人员数量最小化；Maya Duque 等人要求患者仅能被同一医护人员服务；Cappanera 和 Scutellà、Nikzad 等人设定了一个患者最大允许接受服务的医护人员数量；Carello 和 Lanzarone 按照患者特性将患者分为严格连续（周期内仅能被同一医护人员服务）、适度连续（允许指定的某几个医护人员提供服务）、无须连续（不用考虑服务的连续性）三种类型；Wirnitzer 等人最小化与以前就诊相比的医护人员变动频率。

以上模型中，目标函数主要包括最优化路径安排，如最小化路径时间、路径费用或路径长度等、最大化患者或医护人员的偏好、最大化工作量的均衡性、最小化服务时间如等待时间或加班时间。大部分研究同时考虑了多个目标，且加权求和为最常用的目标处理方式。Braekers 等人率先提出了一种双目标优化方法，通过帕累托（Pareto）最优解分析了成本与患者的不便利之间的权衡关系；向婷和李妍峰以最小化运营成本和最小化最大加班时长分别为目标建立双目标模型，分析了运营成本和工作量均衡的关系。

1.2.2.2 算法方面

目前，关于家庭医护人员调度与优化问题的解决算法主要包括启发式算法和精确式算法两大类。大多数研究者采用启发式算法求解，如邻域算法、蚁群算法、禁忌搜索、模拟退火、遗传算法、混合启发式算法等。这些算法可以快速求出近似解，但解的精度较低。卓艺赫等人通过设计禁忌求解算法解决了周期性居家医疗护理问题。陶杨懿等人设计的邻域搜索算法具有自适应机制和计算大规模算例的特点，算法中使用多种有效的移除和插入策略，搜索有可行解与不可行解的邻域空间。Trautsamwieser 和 Hirsch 设计元启发式算法，基于可变邻域搜索优化护士的日常调度。Martin 等人对蚁群算法进行改进，有效求解大规模的家庭医护人员调度优化问题。Decerle 等人先后设计了改进遗传算法和遗传-蚁群混合优化算法求解不同的优化问题。Hiermann 等人选择了一种两阶段的方法求解问题，第一阶段通过约束编程技术或随机过程生成初始解，第二阶段通过应用四种元启发式算法中的一种来迭代地改进初始解，其中四种元启发式算法有变邻域搜索算法、遗传算法、分散搜索算法、模拟退火算法。Liu 和 Xie 设计了遗传算法和禁忌搜索算法对不同模式的调度问题求解。Nasir 和 Kuo 设计了混合遗传算法求解具有多车辆路径和家庭医护人员调度同步的问题。

极少数研究者采用精确算法求解，包括有分支定界、分支定价、分支定价切割等，这些算法能求出最优解，保证解的质量。Liu 等人构建了带午餐休息的家庭医护人员调度问题模型，并设计分支定价算法求解。袁彪等人通过设计分支定价算法，求解随机服务时间和考虑了多类型护理人员约束的家庭护理人员调度问题。Rasmussen 等人考虑了多名医护人员协同服务，通过加入优先约束来处理时间依赖，设计了分支定价算法求解并在分支中强制执行优先约束。Qiu 等人在问题中考虑了同步服务以及具有多技能类型、多熟练度的医护人员，同步服务的开始时间有预先设定的阈值，其首先推导了问题的一些结构性质，在此基础上给出了问题的集合划分公式，并设计了分支定价切割算法求解。

1.2.3 研究现状小结

通过上述对国内外家庭医护人员调度问题研究现状分析，发现当前研究存在诸多不足之处，具体归纳如下：

（1）缺乏考虑不同类型的医疗物资特性的研究。

在家庭医护人员上门服务过程中，总是需要携带医疗物资，并且每个医护人员可以携带的医疗物资总量有限，现有的大多数研究将医疗物资调度的特性考虑为取送货问题或需求不确定的 CVRP 问题，这些研究中考虑的医疗物资都是单一特性的。然而实际生活中医疗物资具有可重复使用（如医疗器械）或不可重复使用（如检测耗材）的特性，考虑医疗物资的不同性质会影响医护人员携带某一医疗物资上门服务的路径。因此，家庭医护人员调度问题研究考虑携带不同类型的医疗物资的特性会增加问题复杂度，同时也更符合实际。

（2）考虑患者对时间窗偏好的研究较少。

现有研究主要考虑患者服务的硬时间窗或软时间窗，但患者对服务时间窗存在偏好，可以考虑患者接受服务的弹性时间窗，设置患者的最佳接受服务时间窗和可接受服务时间窗。在实际调度中，患者可能存在一天有多个可接受服务的时间窗，同时对时间窗偏好满意度不同，可以考虑在多时间窗情形下的医护人员调度。

（3）综合考虑同步约束与其他特性的研究较少。

大多数研究中认为患者的服务由一位医护人员完成，然而实际生活中往往会出现某些患者的服务需要多名医护人员协作完成（如超重患者的抬运）。考虑同步约束会大大增加问题的复杂程度，因为同步约束会导致不同路径之间服务开始时间的相互依赖，不论是精确算法还是启发式算法都难以处理此类约束，所以仅有少数研究考虑了同步约束的特性。

（4）考虑多目标优化的研究较少。

提高服务水平和降低总成本是 HHC 公司最重要的目标，但这些目标往往存在冲突。大多数相关研究在目标函数中衡量参与者的偏好满意度，并假设决策者可以为不同项设置权重。然而，事先为目标函数中的不同项设置权重是困难的，并且能保证不违反事先定义的偏好满意度。本书从新的角度讨论了护士和患者的偏好满意度，并阐明了总成本和参与者偏好满意度之间的权衡。

（5）考虑多周期的研究较少。

在实际运营过程中，患者的需求可能并不在同一天内，同一患者的需求也可能分散在一周或一个月的多天内，这就要求决策者将多天或多周作为决策周期对医护人员进行调配。考虑多周期调度将会显著增加问题的难度，同时也会使得问题更符合实际情况。

（6）当前大多数研究采用启发式算法。

目前的家庭医护人员调度问题研究主要采用启发式算法求解，难以保证解的精度，特别是当算例规模较大时，启发式算法表现较差。近年来精确算法理论取得了长足的进步，计算机的性能也在逐步提升，因此用精确算法求解大规模线性规划成为了可能。针对问题特性对模型进行处理并设计有效的精确算法求解，保证算法性能和解的质量显得至关重要。

1.3 主要内容

本书提出的六类理论问题的具体研究内容如下：

（1）针对携带医疗物资的家庭医护人员调度优化问题，综合考虑医疗物资、弹性服务时间窗、医患技能级别匹配等特征，建立了最小化运营成本和弹性时间窗惩罚成本的数学模型。并根据 Dantzig-Wolfe 分解原理将模型重构为基于访问路径的主问题和若干带物资约束的最短路子问题模型。根据问题特征设计了分支定价算法求解，并在数值实验部分验证了分支定价算法的有效性，同时对关键参数进行了灵敏度分析，为决策者提供了参考性意见。

（2）结合实际运营，对家庭医护人员调度优化问题考虑了患者的服务时间窗多个可选，并从偏好满意度方面对时间窗进行评价，结合医疗物资调度和医患技能匹配等因素，建立了家庭医护人员调度优化模型，并根据问题特征设计改进了分支定价算法求解该问题。

（3）在前两项研究的基础上加入患者需要同步服务的情形，对此建立了混合整数规划模型。根据模型特征提出了分支定价算法进行求解，在算法中对同步约束进行了隐式处理。同时通过增加标签维度处理不同类型的医疗物资，并使用了基于启发式和精确算法相结合的混合算法加快子问题的求解。通过大量数值实验，验证了分支定价算法的高效性和鲁棒性，并对模型中一些参数进行了灵敏度分析，为家庭医护机构提供参考性意见。

（4）考虑混合时间窗的情形，即医护人员需要在硬时间窗内开始服务，在此基础上如果违反软时间窗将会产生惩罚成本。其中，惩罚成本的大小取决于患者的等级，等级越高的患者意味着服务的重要性越高，相应的单位惩罚成本也会越大。将原本严格的医患匹配关系放松，允许医护人员在一定范围内降级为患者服务，这样的处理方式更符合现实情境。结合医疗物资调度、同步约束等特性综合考虑家庭医护人员的调度优化问题，并且建立了该问题的混合整数规划模型。在此基础上，为了高效、精准地获得问题最优解，设计了分支定价算法，并通过数值实验验证了所提算法的效率。

（5）为了解决最小化总成本，同时最大限度地提高参与者的偏好满意度这个问题，本书在基本的 NSGA-Ⅱ（Non-Dominated Sorting Genetic Algorithm，非支配排序遗传算法）框架中嵌入局部搜索算法，开发了一种新的混合精英非支配排序遗传算法（hybird NSGA-Ⅱ）。最后在数值实验部分通过求解不同规模的算例验证算法的有效性，并且通过 t-检验可以看出该算法有较显著的优势。

（6）考虑多周期的调度问题往往更符合实际情况，针对周期性家庭医护人员调度问题，研究了患者接受医疗服务的频次固定，但有多个服务时间窗可以选择，并对不同时间窗接受服务有不同偏好的情形。本书设计了混合禁忌搜索算法对问题进行求解。数值实验表明混合禁忌搜索算法能够有效地求解各种规模的算例，并且在灵敏度分析部分对部分参数进行了灵敏度分析，为家庭医护中心提供了参考性建议。

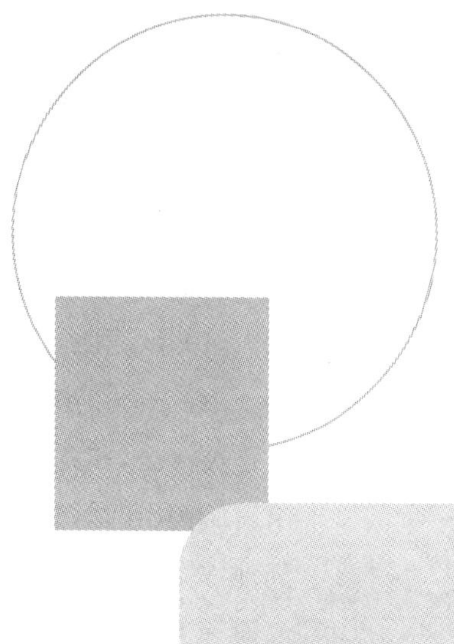

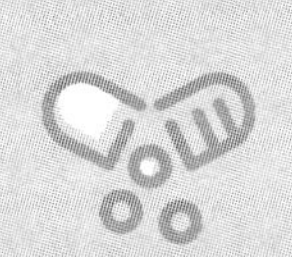

第 2 章

相关理论基础

车辆路径问题也是最常见的大规模整数规划问题的一种，该问题带有NP-Hard（Non-Deterministic Polynomial，非确定性多项式）的属性。家庭医护人员调度问题是车辆路径问题的扩展，同时也是大规模整数规划问题，并属于 NP-Hard 问题。对于求解该类问题，大多数学者采用启发式算法求解，但该类算法只能获得近似解，解的质量较低。本章设计分支定价算法能有效求解所提出问题的最优解。分支定价算法属于可以求出最优解的精确算法，其他常见的精确算法还有分支定界、分支切割等。Barnhart 等人早在 1998 年就设计了分支定价算法有效求解大规模整数规划问题。本章主要介绍分支定价算法的理论基础和框架，从分支定价算法的内部框架列生成和外部框架分支定界出发分别介绍。其中主要论述如何通过 Dantzig-Wolfe 分解原理将复杂的大规模整数规划问题进行分解，得到主问题和子问题模型，再介绍如何通过列生成算法在主问题和子问题之间迭代运算获得主问题的松弛解，然后阐述分支定界算法获得整数解的流程，最终可以求出最优解。

2.1 分支定价算法理论基础

2.1.1 Dantzig-Wolfe 分解原理

列生成算法能被运用和发展的基础是 Dantzig-Wolfe 分解原理（简称 D-W 分解原理）的提出，D-W 分解原理是 George Dantzig 和 Philip Wolfe 在 1960 年建立起来的，详细的描述可以参考 Dantzig 和 Wolfe 的研究文献。D-W 分解原理可以将一些有特殊结构的大规模线性规划问题分解为一个主规划问题和若干个子规划问题，从而使原来的线性规划问题模型变简单。其主要的原理以及步骤如下所示。

首先考虑这样一个线性规划问题：

$$\min z = cx \tag{2-1}$$

$$\text{s.t.} \begin{cases} \boldsymbol{A}x = b & (2\text{-}2) \\ \boldsymbol{D}x = r & (2\text{-}3) \\ x \geqslant 0 & (2\text{-}4) \end{cases}$$

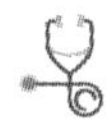

其中，目标函数为式（2-1）；约束条件为式（2-2）和式（2-3）；x 变量的取值范围为式（2-4）。式（2-1）~式（2-4）称为原问题模型。对于这样的一个大规模线性规划问题，如果它满足这样两个条件，那么它就可以运用 D-W 分解原理进行分解。

（1）$\boldsymbol{A}x=b$ 是一组复杂的约束，去掉约束 $\boldsymbol{A}x=b$ 后，$\boldsymbol{D}x=r$ 是一组简单的约束，并且 $\boldsymbol{A}x=b$ 和 $\boldsymbol{D}x=r$ 所对应的约束子系统更容易求解。

（2）$\boldsymbol{D}x=r$ 约束主要呈现分块对角的布局，并且不同分块具有相互独立的特点，但它们通过约束 $\boldsymbol{A}x=b$ 相互耦合，并且与目标函数之间存在某些关联。其分块对角布局如图 2-1 所示。

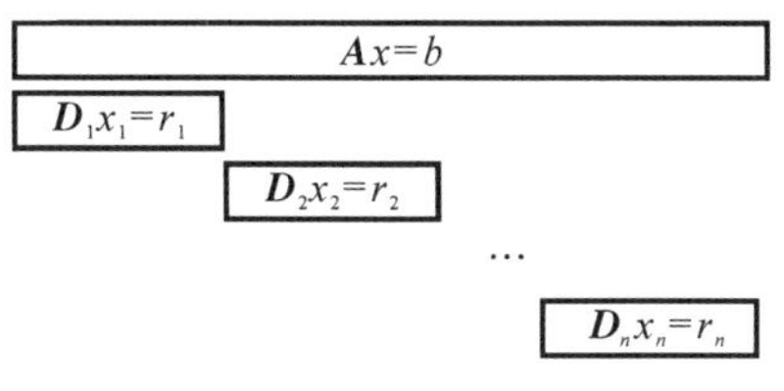

图 2-1 分块对角布局

由以上描述可见，大规模的线性规划约束根据约束的不同特征被分为难处理的约束 $\boldsymbol{A}x=b$ 和易处理的约束 $\boldsymbol{D}x=r$，并且易处理的约束 $\boldsymbol{D}x=r$ 具有对角分块和相互独立的特征。根据这样的特点，可以把原问题转换成一个主系统和若干个子系统，子系统易于求解，并且与主系统之间存在关联。在优化原模型的过程中，就相当于优化子系统和主系统，最终完成原模型的优化目标。这样的一种模式，和 D-W 分解原理把大规模的线性规划问题分解为一个主问题和若干个子问题相互对应。

根据以下 3 个定理：

定理 1：假设线性规划问题具有可行域，则它的所有可行域都必须为凸集。

定理 2：线性规划问题的基可行解对应于可行域的极点（顶点）。

定理 3：在一个凸集中，非极点都是极点的一个凸组合。

令 $X=\{x\geqslant 0\mid \boldsymbol{D}x=r\}\neq\varnothing$ 并有界，$\{x_p\}_{p\in P}$ 是 X 的极点集合。对任意的 $x\in X$，可以将 x 表达为 X 中的全部极点的一个凸组合，即

$$x=\sum_{p\in P}\mu_p x_p,\sum_{p\in P}\mu_p=1,\mu_p\geqslant 0,p\in P \tag{2-5}$$

将式（2-5）带入式（2-1）和式（2-2），可以得到原问题模型的等价模型：

$$\min z=\sum_{p\in P}(cx_p)\mu_p \tag{2-6}$$

$$\text{s.t.}\begin{cases}\sum_{p\in P}(\boldsymbol{A}x_p)\mu_p=b & (2\text{-}7)\\ \sum_{p\in P}\mu_p=1 & (2\text{-}8)\\ \mu_p\geqslant 0,p\in P & (2\text{-}9)\end{cases}$$

定义参数 $c_p=cx_p$ 和 $\boldsymbol{A}_p=\boldsymbol{A}x_p$，则上述等价模型可以简写为

$$\min z=\sum_{p\in P}c_p\mu_p \tag{2-10}$$

$$\text{s.t.}\begin{cases}\sum_{p\in P}\boldsymbol{A}_p\mu_p=b & (2\text{-}11)\\ \sum_{p\in P}\mu_p=1 & (2\text{-}12)\\ \mu_p\geqslant 0,p\in P & (2\text{-}13)\end{cases}$$

式（2-10）~式（2-13）称作主问题（Master Problem，MP）模型。主问题的最优解便是原问题的最优解，主问题模型的所有可行解 μ 都能够通过式（2-5）转化为原问题的全部可行解。所以，如果求得了原问题的最优解，就等同于知道了主问题的最优解。对比原数学模型，式（2-8）替代了式（2-3），从而降低了主问题模型中约束的数量，特别是约束 $\boldsymbol{D}x=r$ 中存在众多约束时。但替换可能会使主问题中系数矩阵的列数激增，这主要是因为 $\boldsymbol{X}$ 的极点集合中也许含有众多极点。通过 D-W 分解原理，只能将原问题模型中的复杂约束简化和减少约束数量。主问题模型中变量较多的问题仍然不能解决，这个时候可以通过列生成算法求解。

2.1.2 列生成算法

列生成算法除了运用 D-W 分解原理重构大规模线性规划问题，还需要通

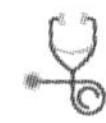

过单纯形法的基本原理将主问题和子问题联系起来。求解受限主问题获得对偶变量，传递对偶变量给子问题，再通过子问题求出可以加入受限主问题的有效列，迭代运算才能计算出主问题的最优目标函数值。以下介绍单纯形法原理与列生成算法的联系。

从单纯形法的基本原理可以知道线性规划的可行解集顶点上有其最优解。可行解集顶点代表基可行解（极点）。于是，可以从可行域中的基可行解出发，判别其能否达到最优；如果没有达到最优条件，可以寻找出另一个基可行解，同时能够优化目标函数，像这样迭代运算，直到最终求出最优解或无界解。单纯形法最优解的辨别条件为某个基可行解的每个变量所对应的检验数（Reduced Cost）都小于等于 0，因此列生成算法中也需要根据检验数判断算法是否终止。

当使用单纯形法求解分解后的主问题模型时，模型中的一列代表一个基可行解，基可行解又在可行域的顶点上出现，顶点个数总共不超过 $\boldsymbol{C}_n^m$ 个；由于顶点与极点数量相同，所以模型中的变量个数 n 和约束个数 m 增多时，总的极点数量会激增，也就是主问题中的列数非常多，这样主问题的求解就变得困难。在 1961 年，Gilmore 等人解决了这个难题，他们面临的情况是下料问题模型中存在非常多的列，于是提出了列生成算法求解。它是单纯形法的进一步改进，基本思想是逐步加入可以改善目标函数的列。因此，在算法的开始阶段，模型的约束条件中包含极少部分的列，然后计算出可以优化目标函数的新列，再逐步加入约束矩阵中优化目标，直到不能找到可以优化目标的列时，停止运算。

在对上述主问题模型通过列生成算法解决之后，便可只对含有部分列的受限主问题（Restricted Master Problem，RMP）求解。受限主问题与主问题的列集合关系为 $p' \in P$。假设当前最优解是 μ^*，约束式（2-11）和式（2-12）的对偶变量是 π^* 和 π_0^*，使用函数 $c(p)$ 计算得到每一列 p 的成本 c_p，则检验数公式可以表示为

$$\overline{c}^* = \min_{p \in P}\{c(p) - \pi^* A_p - \pi_0^*\} \tag{2-14}$$

式（2-14）则称为子问题（Sub-Problem，SP）的目标函数，由上一节的关系可以表示子问题模型为

$$\min(cx-\pi^{*}(\boldsymbol{A}x)-\pi_{0}^{*}) \tag{2-15}$$

$$\text{s.t.}\begin{cases}\boldsymbol{D}x=r & (2\text{-}16)\\ x\geqslant 0 & (2\text{-}17)\end{cases}$$

根据子问题模型求出最优解，若目标函数（检验数）小于 0 时就可以将对应的列加入受限主问题，再通过受限主问题计算并传递对偶变量，直到不能求出子问题目标函数小于 0 的列为止，则获得主问题的最优解。列生成的算法流程如图 2-2 所示。

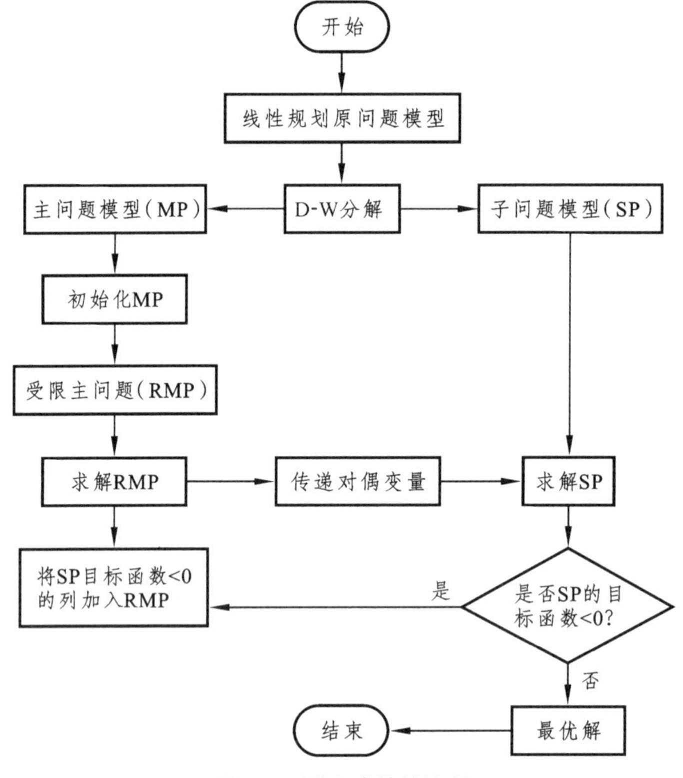

图 2-2　列生成算法流程

列生成的整个算法流程中一直迭代的地方为求解受限主问题和子问题，

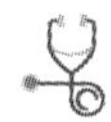

则提高列生成算法效率的关键在于提高受限主问题和子问题的求解速度。不同情形下的主问题和子问题都存在差异，一般主问题为一个集合覆盖问题，常见的子问题可以是初等最短路问题、背包问题等。通常求解子问题的算法有动态规划算法或启发式算法。

2.2　分支定价算法

如果原问题模型是一个大规模整数线性规划（Integer Linear Program，ILP）问题时，想要通过列生成算法求解，则需要把该问题松弛，再通过列生成算法求解它的线性松弛问题（Linear Relaxation Program，LRP），求出的最优解不一定是整数，则需要通过分支定界算法求出原问题的最优整数解。因此，这样将列生成嵌套在分支定界计算过程中的算法称为分支定价算法。

2.2.1　分支定界算法基本流程

分支定界是求解整数规划问题的常见算法之一，它由查理德卡普（Richard M. Karp）在 20 世纪 60 年代提出，随后被其他学者用于求解一些经典问题，Little 等人成功使用分支定界算法求解了旅行商问题。分支定界是在其搜索树上，通过不同的搜索方式寻找最优解的过程。为了清楚地描述分支定界算法流程，考虑如下一个整数线性规划问题。

$$Z_{\mathrm{IP}}=\min\sum_{j\in N}c_jx_j \tag{2-18}$$

$$\text{s.t.}\begin{cases}\sum_{j\in N}a_{ij}x_j\leqslant b_i,\ i=1,2,\cdots,m & (2\text{-}19)\\ x\ \text{为整数向量} & (2\text{-}20)\end{cases}$$

用 Z_{U} 代表整数线性规划问题 Z_{IP} 的上界；Z_i 和 x_i^* 代表分支节点 N_i 对应的线性松弛问题的最优目标函数值和最优解；J 代表未求解的节点集合。则分支定界算法步骤为：

步骤一，初始化节点集合 J 为原问题对应的线性松弛问题，上界 $Z_{\mathrm{U}}=+\infty$ 。

步骤二，判断 J 是否为空集合，如果是空集合则停止计算；否则转步骤三。

步骤三，根据制定的节点选择策略从集合 J 中选出点 N_i，同时在集合 J 中删除它，紧接着对呼应节点 N_i 的线性松弛问题求解，若无可行解，则转步骤二；否则转步骤四。

步骤四，确定节点 N_i 的最优目标函数值 Z_i 是否超过或相等 Z_{U}，如果成立，则转步骤二；否则转步骤五。

步骤五，判断节点 N_i 的最优解 x_i^* 是否为整数，如果为整数，则更新上界 $Z_{\mathrm{U}} = Z_i$，然后转步骤二；否则转步骤六。

步骤六，将最优解 x_i^* 中的某个非整数变量根据制定的分支策略生成节点 N_i 的子节点，并将这两个节点加入 J 中，转步骤二。

步骤七，若当前 $x^* = \varnothing, Z = +\infty$，那么原问题无解；否则，当前的最优整数解和最优目标函数值就是最终需要获得的答案。

2.2.2 常用分支策略

在分支定界算法迭代过程中，因为需要求出整数解，所以遇到分数解时需要选择分数的变量进行分支，再进行迭代。由于分数变量的个数不止一个，无法判断将哪个分数变量分支才能最快获得最优解，则需要制定适合问题特征的分支策略，快速求解。

优秀的分支策略可以迅速消除小数解、获得整数解和提高运算速度。最直观的分支方法就是将需要为整数的变量直接分支，分为该小数解的小数取整部分和小数取整加 1 部分。在研究的问题中，主问题为一个集合划分问题，每个变量代表是否要选择这条路径，并且为 0-1 变量，如果强行将变量分解为 0 和 1，会破坏列生成的循环。因为在主问题中不允许选择这条路径，但是会在子问题中再次求出相同的路径，加入主问题，这样就会造成死循环。针对这种情况，不同学者提出不一样的解决办法。

有的研究者将分支策略应用于集分割模型。假设他们考虑这样的整数规划问题 $\boldsymbol{A}x = 1, x \in \{0,1\}$，$\boldsymbol{A}$ 表示 0-1 矩阵，将该整数规划问题进行松弛后求解，目前得到一个分数解 x，则至少存在两个约束（约束 r_1 和 r_2），即 $\boldsymbol{A}$ 矩阵最少

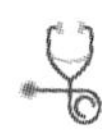

还包含了行 1 和行 2，于是可以得到：

$$0<\sum_{j\in J(r_1,r_2)} x_j <1 \tag{2-21}$$

由此可知分支策略为

0 分支：$$\sum_{j\in J(r_1,r_2)} x_j \leqslant 0 \tag{2-22}$$

1 分支：$$\sum_{j\in J(r_1,r_2)} x_j \geqslant 1 \tag{2-23}$$

0 分支式（2-22）表示约束 r_1 和 r_2 一定不能在同一时刻成立，如果是车辆路径问题中出现该情况，能够解释为顾客 1 和 2 不能出现在同一条路径中。1 分支式（2-23）表示约束 r_1 和 r_2 一定同时成立，能够解释为患者 1 和 2 需要出现在同一路径中。将变量 $\sum_{j\in J(r_1,r_2)} x_j$ 代替了本应该分支的变量 x，维持了分支树的平衡。

2.2.3　节点选择策略

在分支定价算法的过程中若列生成未求出整数解，则进行分支，候选节点集合就会存储较多的节点，如何选择节点才能使得分支定界过程缩短并找到一个好的可行解是至关重要的。常见的搜索方式有以下三种。

（1）深度优先搜索（Deep-First Search）：按照当前的分支节点一直分支下去，直到分支不能进行。该方法对于分支搜索树的深度不大时比较适合，也可以快速找到一个整数解。

（2）广度优先搜索（Breadth-First Search）：当前搜索树最近一层的所有节点被搜索结束后，再沿着比上一层更深的节点搜索，直到搜索结束。该方法对于搜索数每层节点数量不多时比较适用，或结合一些其他算法一起使用效果更佳。

（3）最佳优先搜索（Best-First Search）：选择当前节点集合中具有最优局部下界的节点优先搜索。该策略通过评估节点的价值，逐步搜索更好的下界，使得搜索不再具有盲目性，相比前两种策略可以使得搜索树更小，但计算时间可能较多。

本书将采用深度优先搜索和最佳优先搜索的结合，通过深度优先搜索较快获得整数解，再采用最佳优先搜索，较好地控制搜索树的节点规模，剪掉不好的节点。

2.2.4 分支定价算法基本流程

列生成算法只可以应用于求解大规模整数规划问题中主问题的线性松弛问题，然后必须同分支定界算法结合使用，最后才能求出问题的最优整数解，这样的求解就称为分支定价算法。在分支定价名称中，“分支”指为了获得整数解的分支过程，“定价”指求解子问题找到有价值的有效列加入主问题的一个过程。随着分支定价算法的发展，现在已经有不少学者成功使用它求解大规模整数线性规划问题。

原模型经过 D-W 分解原理获得的主问题具有某些特点。分析大部分文献后，发现如果主问题为集合划分（Set Partitioning）、集合包装（Set Packing）、集合覆盖（Set Covering）问题时，列生成算法基本都能求解它们。这三类问题都有各自的子集合结构，对于一个目标集合，它们的不同之处为各自的子集合结构对目标集合中元素的覆盖模式。集合划分问题的子集合结构要求目标集合的元素只能被一个子集合覆盖；集合包装问题的子集合结构要求目标集合的元素最多被一个子集合覆盖；集合覆盖问题的子集合结构要求目标集合的元素至少被一个子集合覆盖。图 2-3 所示为三种问题的子集合结构。

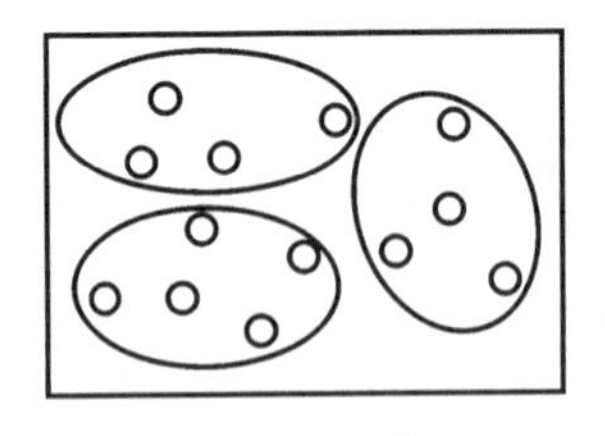
（a）集合划分问题

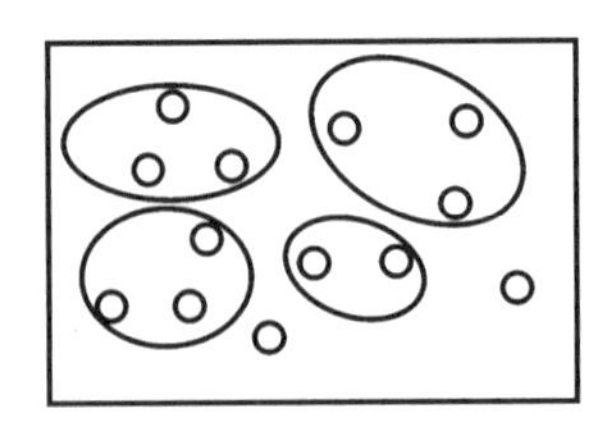
（b）集合包装问题

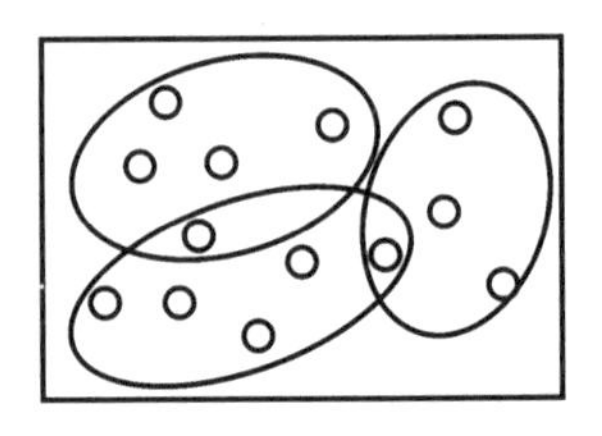
（c）集合覆盖问题

图 2-3　三种问题的子集合结构

同时，伴随主问题分解的子问题也是一些常见的组合优化问题，如求最

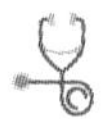

小生成树、最短路或者一个序列组合等。通过设计合理的算法就可以求解这些问题，获得可以加入主问题的有效列。

通过对分支定价算法的介绍，大致能够了解对于一种大规模的整数线性规划问题应怎样使用分支定价算法解决。分支定价算法的内部框架主要由两部分组成，一个主体架构是得到原始问题整数解的分支定界，而另一个内部框架则为进行求解原问题的线性松弛问题的列生成。列生成是运用于求解分支定界搜索树的节点的方法，它的核心任务是解决定价子问题。如图 2-4 所示为原问题通过分支定价算法求解的全过程。

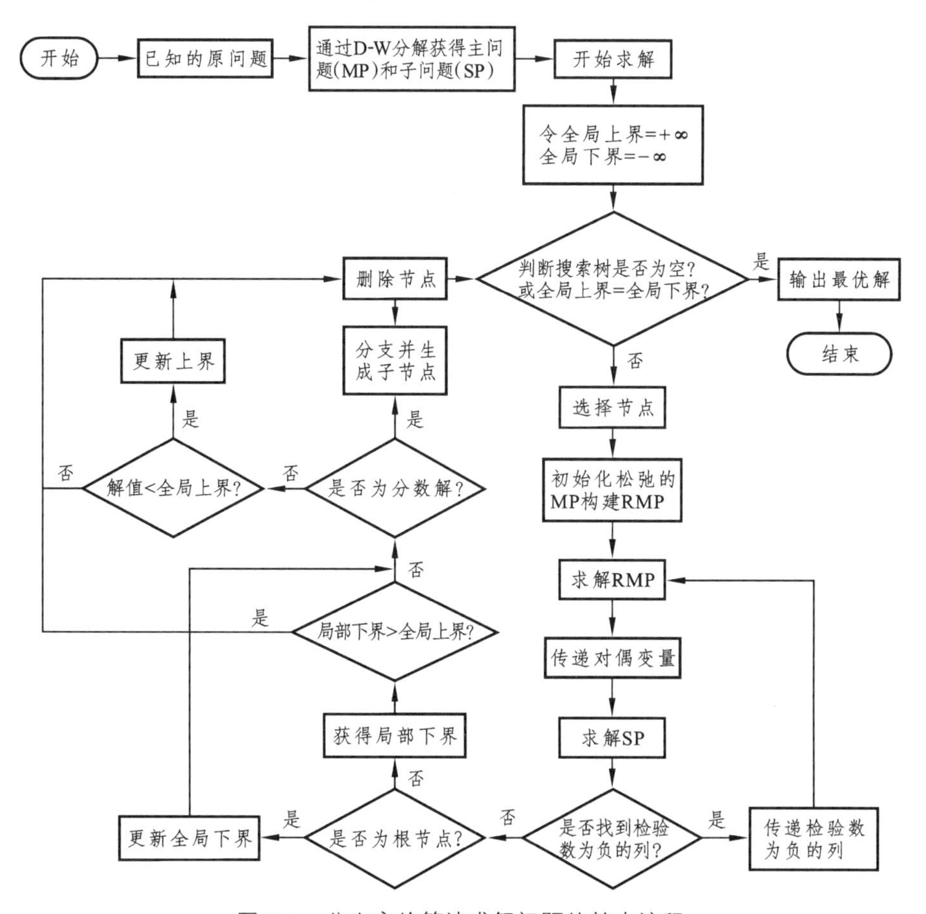

图 2-4　分支定价算法求解问题的基本流程

2.3 多目标优化理论基础

由于需要对运营成本、患者偏好满意度等多个目标进行综合性的优化，对于家庭医护人员调度问题的多目标求解，较传统的 HHCSRP 问题求解难度要高出许多。

2.3.1 多目标优化问题

多目标优化问题（Multi-Objective Optimization Problem，MOP）的显著特征在于各个目标之间的矛盾性，即采用某一解决方案时，优化某一个目标值的同时，可能导致其他的目标值变差。因此，目标之间的矛盾性使得 MOP 的解并不唯一，即不存在既能满足所有约束条件，又能让所有目标同时达到最优状态的方案。由于 MOP 解的不唯一性，因此寻找一系列的非劣解常作为处理 MOP 的方法。

一个有 n 个决策变量，m 个目标变量的 MOP 可表述为

$$\min y = f(x) = [f_1(x), f_2(x), \cdots, f_m(x)]^{\mathrm{T}} \tag{2-24}$$

$$\text{s.t.}\begin{cases} g_i(x) \leqslant 0, i = 1, 2, \cdots, p & (2\text{-}25) \\ h_j(x) = 0, j = 1, 2, \cdots, q & (2\text{-}26) \end{cases}$$

其中，$x = (x_1, x_2, \cdots, x_n) \in \boldsymbol{X} \subset \boldsymbol{R}^n$ 表示 n 维决策空间，$y = (y_1, y_2, \cdots, y_m) \in \boldsymbol{Y} \subset \boldsymbol{R}^m$ 表示 m 维目标变量，$\boldsymbol{Y}$ 表示 m 维目标空间，$g_i(x) \leqslant 0 (i = 1, 2, \cdots, p)$ 为 p 个不等式约束，$h_j(x) = 0 (j = 1, 2, \cdots, q)$ 为 q 个等式约束。

根据以上对 MOP 的描述，基于 Pareto 最优概念，与 MOP 优化研究相关的概念如下：

（1）可行解集（Feasible Solution Set）。如果 $\bar{X}$ 满足式（2-27），则称 $\bar{X}$ 为可行解集。

$$\bar{X} = \{x \in \boldsymbol{R}^n \mid g_i(x) < 0, h_j(x) = 0 (i = 1, 2, \cdots, p; j = 1, 2, \cdots, q)\} \tag{2-27}$$

（2）Pareto 支配或 Pareto 占优（Pareto Dominance）。$x_{\mathrm{A}}, x_{\mathrm{B}} \in \bar{X}$ 是多目标

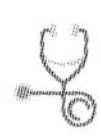

问题的两个可行解，当且仅当式（2-28）成立时，认为 x_A 与 x_B 相比，x_A 支配 x_B，记作 $x_A \prec x_B$。同时称 x_A 为非劣解（也称为 Pareto 最优解或者非被支配解，Non-Dominated Solution），称 x_B 为被支配解（Dominated Solution）。以两目标优化的 MOP 为例，图 2-5 展示了非劣解和被支配解之间的 Pareto 支配关系。

$$\forall i = 1,2,\cdots,m, f_i(x_A) \leqslant f_i(x_B) \wedge \exists j = \{1,2,\cdots,m\}, f_i(x_A) < f_j(x_B) \quad (2\text{-}28)$$

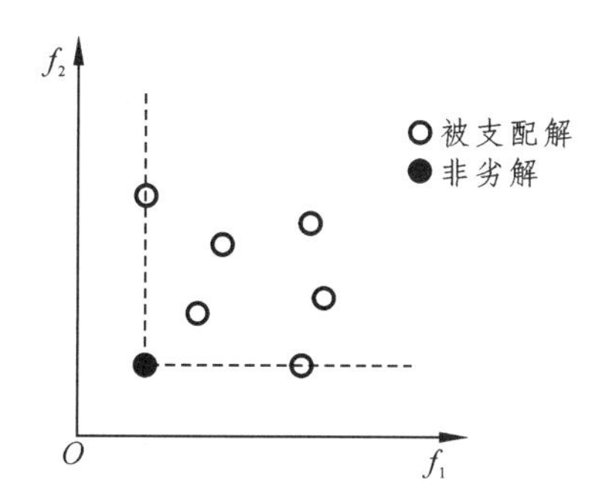

图 2-5　两目标空间上的 Pareto 支配关系

（3）Pareto 最优解集（Pareto Optimal Set）。决策空间 $\bar{X}$ 内所有非劣解的集合为 Pareto 最优解集，可表示为式（2-29）。

$$P^* = \{x \in \bar{X} \mid \neg\exists x' \in \bar{X}, f_j(x') \leqslant f_j(x), (j = 1,2,\cdots,m)\} \quad (2\text{-}29)$$

（4）Pareto 前沿（Pareto Front）。Pareto 最优解集 P^* 包含的所有 Pareto 最优解对应的目标函数值构成的曲面称为 Pareto 前沿，可表示为式（2-30）。

$$PF = \{F(x^*) = (f_1(x^*), f_2(x^*), \cdots, f_m(x^*)) \mid x^* \in P^*\} \quad (2\text{-}30)$$

以两目标优化的 MOP 为例，图 2-6 给出了两目标优化的 MOP 中一组解的 Pareto 前沿。由于大多数 MOP 都很难找到所有的 Pareto 最优解，因此在处理 MOP 时，目前的普遍做法是找到包含足够多的 Pareto 解。Pareto 前沿是 Pareto 可行域内近似于真实的解，同时具有良好的均匀分布性和延展性的 Pareto 最优解集。

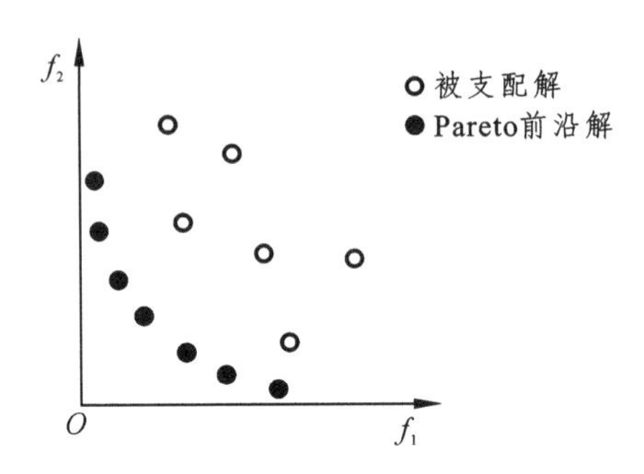

图 2-6 两目标空间上一组解的 Pareto 前沿

2.3.2 多目标优化算法

对于多目标优化问题，传统的求解思路是先将多个目标用某种策略转化为单目标来处理，再寻找一个令决策者满意的 Pareto 最优解。常见的转化策略比如线性加权法（Linear Combination of Weights）、ε-约束法（ε-Constraint Method）、目标规划法（Goal Programming）、最小最大法（Min-max Approach）等数学规划方法。这些数学规划方法虽然操作简单，可以继承或者结合用于求解单目标优化问题的一些成熟算法，在处理简单问题时部分经典方法的搜索过程快速且有效，但由于 MOP 的目标函数和约束可能是非线性、不可微或不连续的，使得这些传统方法存在求解效率低、求解大规模优化问题难度大、帕累托解求解质量不容易控制等问题。

进化多目标优化算法（Evolutionary Multi-Objective Optimization Algorithm，EMOA）的出现克服了这些问题。不同于传统算法，EMOA 实施单次优化就可以获得 Pareto 最优解集中的多个非劣解。而为获得 Pareto 最优解集，传统算法需要执行若干次优化过程。因此，EMOA 具有解决多目标优化问题的显著优势。

接下来对 EMOA、NSGA-Ⅱ算法进行介绍。

2.3.2.1 进化多目标算法

进化多目标优化算法（EMOA）是进化算法（Evolutionary Algorithm，EA）在多目标优化领域的应用。EA 是通过在代与代之间维持由潜在解组成的种群

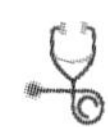

来实现全局搜索，对于搜索 MOP 的 Pareto 最优解集非常有用。因此，EMOA 也是一类以种群为基础，模拟自然界生物进化过程的全局优化算法。EMOA 可以同时处理一组解，单次运行就可以获得多个 Pareto 最优解，还可以在大规模空间内进行有效搜索，从而有利于解决多目标优化问题。EMOA 按照发展历程可以大致分为四类，其类别和代表算法如表 2-1 所示。

表 2-1　EMOA 的类别和代表算法

类别	代表算法
基于支配性排序和小生境技术的 EMOA	MOGA（Multi-Objective Genetic Algorithm） NSGA（Non-Dominated Sorting Genetic Algorithm） NPGA（Niched Pareto Genetic Algorithm）
基于精英保留机制的 EMOA	SPEA（Strength Pareto Evolutionary Algorithm） SPEA2（SPEA 改进版） PAES（Pareto Archived Evolution Strategy） PESA 和 PESA-Ⅱ（PAES 改进版） NSGA-Ⅱ和 NSGA-Ⅲ（NSGA 改进版） NPGA2（NPGA 改进版）
基于新型进化范例的 EMOA	MOPSO（Multi-Objective Particle Swarm Optimization） MOTS（Multi-Objective Tabu Search） MOSA（Multi-Objective Simulated Annealing） MISA（Multi-Objective Immune System Algorithm）
基于新型占优机制的 EMOA	ε- 占优（ε- Dominance） 部分占优 Pareto 自适应 ε 占优（Pareto-Adaptive ε- Dominance）

在这些不同类别的 EMOA 中，第三类基于新型进化范例下的 EMOA 为目前研究多目标优化算法的热点之一，受到国内外学者的广泛关注。本书将主要介绍 NSGA-Ⅱ算法。

2.3.2.2 NSGA-Ⅱ算法

NSGA-Ⅱ算法是 Deb 在 2000 年提出的，该算法首先对种群中的个体进行非支配排序，通过分层的方式获得较为优秀的个体，并通过小生境技术确保种群当中个体的多样性，这也是 NSGA-Ⅱ与基本遗传算法的不同之处。NSGA-Ⅱ的思想为：对问题进行编码后随机产生初始种群，通过非支配排序对染色体进行分层，选择优良的染色体进行选择、交叉和变异算子的操作，得到第一代子代种群。

它和简单的遗传算法的主要区别在于：该算法在选择算子执行之前根据个体之间的支配关系进行了分层，通过非支配前沿分级保证得到比较优越的子代，并通过共享函数保证种群的多样性。NSGA-Ⅱ的核心部分包括非支配排序、小生境密度计算和精英策略等。

NSGA-Ⅱ的基本步骤如下：

步骤一：随机地产生父代种群 P_0，种群规模为 NP；采用随机交叉算子、多项式变异算子，产生种群规模为 NP 的子代种群 Q_0。

步骤二：对新产生的种群规模为 $2NP$ 的种群按照非支配排序，并确定出非支配集 $F_1, F_2, \cdots$。

步骤三：对所有的支配集 F 下进行小生境密度的计算，选择其中最好的 NP 个个体构成新种群。

步骤四：对新种群进行遗传操作，产生新的子代种群。

步骤五：若达到算法的终止条件，则运算结束，否则返回步骤二。

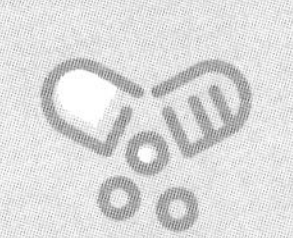

第3章

考虑携带医疗物资的弹性时间窗家庭医护人员调度优化问题

针对携带医疗物资的家庭医护人员调度优化问题，综合考虑医疗物资、弹性服务时间窗、医患技能级别匹配等特征，建立了最小化运营成本和弹性时间窗惩罚成本的数学模型，并根据 Dantzig-Wolfe 分解原理将模型重构为基于访问路径的主问题和若干带物资约束的最短路子问题模型。根据携带医疗物资的弹性时间窗家庭医护人员调度优化问题特征设计了分支定价算法求解该问题，利用列生成和改进标签算法对主问题和子问题迭代求解，将得到的松弛解通过基于弧的分支策略获取原问题的整数解。小规模算例表明医疗物资特性对医护人员路径调度有重要影响，而弹性时间窗可以有效降低总成本；多组不同规模算例求解结果验证了分支定价算法求解该问题的高效性。

3.1 问题描述

假设医护中心有一组医护人员，根据患者预约需求，每天需要在工作时间内从医护中心出发，携带相应的医疗物资，对患者进行上门服务，服务完毕后返回医护中心。患者所在的地理位置、服务所需技能级别、服务时长、弹性服务时间窗以及所需的医疗物资已知。弹性服务时间窗包括最满意服务时间窗和可接受服务时间窗，其中可接受服务时间窗的开始时间与最满意服务时间窗的开始时间相等，可接受服务时间窗的结束时间大于等于最满意服务时间窗的结束时间。医护人员只能在可接受服务时间窗内开始服务。若医护人员未能在最满意服务时间窗内开始服务，则存在一定的惩罚成本。医疗物资分为可重复使用和不可重复使用两种类型，并且每个医护人员可携带的医疗物资总量是有限的。若医护人员携带可重复使用医疗物资访问了多个患者，在该医护人员的携带物资总量计算中可重复使用医疗物资的体积只计算一次；若医护人员携带不可重复使用医疗物资访问了多个患者，在该医护人员的携带物资总量计算中不可重复使用医疗物资体积需要累加。此外，每个患者只能被技能级别不低于其需求的医护人员服务。综合考虑以上限制条件，以最小化医护人员固定成本、路途成本、服务成本和时间窗惩罚成本为目标，建立携带医疗物资的弹性时间窗家庭医护人员调度优化问题的数学模型。

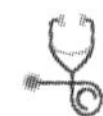

3.2　数学模型

3.2.1　原问题模型

为了描述原问题模型，需要建立一个有向图 $G=(V,A)$，$V=\{0,|N|+1\}\cup N$，其中节点 0 和 $|N|+1$ 表示医护中心，$N=\{1,2,\cdots,|N|\}$ 为接受服务的患者集合，$A=\{(i,j)\mid i,j\in V,i\neq j\}$ 分别表示点集和弧集，每条弧对应一个旅行时间 t_{ij} 且满足三角不等式。原问题模型的集合、参数与变量的定义如表 3-1 所示。

表 3-1　原问题模型的集合、参数与变量

符号		含义
集合	N	患者集合，$N=\{1,2,3,\cdots,\|N\|\}$
	V_1	患者点和起点集合，$V_1=N\cup\{0\}$
	V_2	患者点和终点集合，$V_2=N\cup\{\|N\|+1\}$
	K	医护人员集合，$K=\{1,2,3,\cdots,\|K\|\}$
	G_1	可重复使用医疗物资集合，$G_1=\{1,2,3,\cdots,\|G_1\|\}$
	G_2	不可重复使用医疗物资集合，$G_2=\{1,2,3,\cdots,\|G_2\|\}$
参数	$[0,L]$	医护人员的工作时间范围
	O	医护人员可携带医疗物资的最大容量
	cf_k	医护人员 k 的固定成本
	cs_k	医护人员 k 的服务成本
	Q_k	医护人员 k 的技能级别
	t_{ij}	从患者 i 到患者 j 之间的旅行时间
	c_{ij}	从患者 i 到患者 j 之间的旅行成本
	M	非常大的正数
	s_i	患者 i 所需的服务时间
	q_i	患者 i 的技能级别需求
	W_i	患者点 i 的服务时间窗集合 $W_i=\{1,2,3,\cdots,\|W_i\|\}$
	$[e_i,l_i]$	患者 i 的最满意服务时间窗
	$[e_i',l_i']$	患者 i 的可接受服务时间窗，其中 $(e_i'=e_i,l_i'\leqslant l_i)$
	ct	在最满意服务时间窗外到达的单位惩罚成本系数
	u_{ig}	第 i 个患者是否需要医疗物资 $g\in\{G_1,G_2\}$
	o_g	医疗物资 $g\in\{G_1,G_2\}$ 的体积

续表

符号		含义
变量	τ_{ik}	医护人员 k 在患者 i 处的开始服务时间
	z_{ikw}	医护人员 k 是否在患者 i 的第 w 个时间窗内服务（0-1 变量）
	y_{kg}	医护人员 k 是否携带医疗物资 $g \in G_1$（0-1 变量）
	x_{ijk}	医护人员 k 是否从患者 i 到患者 j（0-1 变量）

基于以上问题描述和数学符号，建立以下考虑携带医疗物资的弹性时间窗家庭医护人员调度优化问题模型[P_1]。

$$\min z = \sum_{j \in N}\sum_{k \in K} cf_k x_{0jk} + \sum_{k \in K}\sum_{i \in V_1}\sum_{j \in V_2} c_{ij} x_{ijk} + \sum_{k \in K}\sum_{i \in V_1}\sum_{j \in V_2} cs_k x_{ijk} s_i + ct\sum_{i \in N}\sum_{k \in K}\max\{\tau_{ik} - l_i, 0\} \tag{3-1}$$

s.t.

$$\sum_{k \in K}\sum_{j \in V_2} x_{ijk} = 1, \quad \forall i \in N \tag{3-2}$$

$$\sum_{j \in V_2} x_{0jk} = 1, \quad \forall k \in K \tag{3-3}$$

$$\sum_{i \in V_1} x_{i(|N|+1)k} = 1, \quad \forall k \in K \tag{3-4}$$

$$\sum_{j \in V_2} x_{ijk} = \sum_{j \in V_1} x_{jik}, \quad \forall i \in N, \forall k \in K \tag{3-5}$$

$$\sum_{i \in V} x_{i0k} = 0, \quad \forall k \in K \tag{3-6}$$

$$\sum_{j \in V} x_{(|N|+1)jk} = 0, \quad \forall k \in K \tag{3-7}$$

$$q_i \leqslant \sum_{k \in K}\sum_{j \in V_i} Q_k x_{ijk}, \quad \forall i \in N \tag{3-8}$$

$$\tau_{ik} + s_i + t_{ij} - \tau_{jk} \leqslant M(1 - x_{ijk}), \quad \forall i \in V_1, \forall j \in V_2, \forall k \in K \tag{3-9}$$

$$0 \leqslant \tau_{(|N|+1)k} \leqslant L, \quad \forall k \in K \tag{3-10}$$

$$e_i' \sum_{j \in V_2} x_{ijk} \leqslant \tau_{ik} \leqslant l_i' \sum_{j \in V_2} x_{ijk}, \quad \forall i \in N, \forall k \in K \tag{3-11}$$

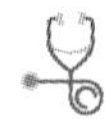

$$
\text{s.t.}\begin{cases}
y_{kg} \leqslant \sum_{i\in V_1}\sum_{j\in V_2} x_{ijk}u_{ig} \leqslant My_{kg}, \quad \forall k\in K, \forall g\in G_1 & (3\text{-}12)\\
\sum_{g\in G_1} y_{kg}o_g + \sum_{i\in V_1}\sum_{j\in V_2}\sum_{g\in G_2} x_{ijk}u_{jg}o_g \leqslant O, \quad \forall k\in K & (3\text{-}13)\\
x_{ijk}\in\{0,1\}, \quad \forall i\in V, \forall j\in V, \forall k\in K & (3\text{-}14)\\
y_{kg}\in\{0,1\}, \quad \forall k\in K, \forall g\in G_1 & (3\text{-}15)
\end{cases}
$$

目标函数式（3-1）为最小化固定成本、路途成本、服务成本和时间窗惩罚成本的总和；约束式（3-2）表示每个患者只能由一个医护人员服务；约束式（3-3）~ 式（3-5）表示每个医护人员从医护中心出发，访问患者，最后回到医护中心；约束式（3-6）表示医护人员不能返回点 0；约束式（3-7）表示医护人员不能从点$|N|+1$ 出发；约束式（3-8）表示技能需求匹配；约束式（3-9）表示医护人员相继到达两个患者的时刻之间的关系；约束式（3-10）表示医护人员只能在工作时间范围内返回医护中心；约束式（3-11）表示医护人员只能在患者可接受服务时间窗内到达；约束式（3-12）表示可重复使用的医疗物资是否被医护人员携带；约束式（3-13）表示医护人员携带的医疗物资总容量不能超过上限；约束式（3-14）~ 式（3-15）表示决策变量为 0-1 变量。

3.2.2　主问题模型

模型[P_1]是一种包含成千上万变量和参数的混合整数线性规划模型，当患者点数量增多，变量与约束也急剧增多，求解就更加困难，甚至难以获得精确解。由于 D-W 分解原理可以把繁杂的线性规划模型转化为较为简单的线性规划模型以及一些规模较小的子规划，进而减少了复杂程度，也便于求解。于是本章节采用 D-W 基本原理将原模型[P_1]分解为基于访问路径的主问题和多个考虑物资约束的最短路定价子问题。

主问题模型的参数与变量如表 3-2 所示。

表 3-2　主问题模型的参数与变量

符号		含义
参数	r	医护人员的访问路径
	R_k	医护人员 k 的所有访问路径集合，则 $r \in R_k$
	c_{rk}	医护人员 k 访问路径 r 的总成本
变量	θ_{rk}	医护人员 k 访问了路径 r 为 1，否则为 0（0-1 变量）
	α_{irk}	在医护人员 k 访问路径 r 时服务了患者 i 为 1，否则为 0（0-1 变量）
	ρ_{ijrk}	医护人员 k 经过了路径 r 中的弧（i，j）为 1，否则为 0（0-1 变量）

由原问题和主问题之间的关系可知：

$$c_{rk} = cf_k + \sum_{i \in V_1} \sum_{j \in V_2} c_{ij} \rho_{ijrk} + \sum_{i \in V_1} \sum_{j \in V_2} cs_k s_i \rho_{ijrk} + ct \sum_{i \in N} \max\{\tau_{ik} - l_i, 0\}$$

$$\forall k \in K, \forall r \in R_k \tag{3-16}$$

$$\alpha_{irk} = \sum_{j \in V_2} \rho_{ijrk}, \forall i \in N, \forall k \in K, \forall r \in R_k \tag{3-17}$$

$$x_{ijk} = \sum_{r \in R_k} \rho_{ijrk} \theta_{rk}, \forall i \in V_1, \forall j \in V_2, \forall k \in K \tag{3-18}$$

将式（3-16）~式（3-18）代入原模型中，经过变换整理可以得到主问题模型如下：

$$\min \sum_{k \in K} \sum_{r \in R_k} c_{rk} \theta_{rk} \tag{3-19}$$

$$\text{s.t.} \begin{cases} \sum_{k \in K} \sum_{r \in R_k} \alpha_{irk} \theta_{rk} = 1, \forall i \in N & (3\text{-}20) \\ \sum_{k \in K} \sum_{r \in R_k} \theta_{rk} \leqslant |K| & (3\text{-}21) \\ \theta_{rk} \in \{0,1\}, \forall k \in K, \forall r \in R_k & (3\text{-}22) \end{cases}$$

目标函数式（3-19）表示最小化总成本；约束式（3-20）表示每个患者被一个医护人员服务一次；约束式（3-21）表示医护人员数量不能超过总数；约束（3-22）为 0-1 变量约束条件。

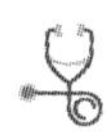

3.2.3　子问题模型

为了提高列生成法效率，放松约束式（3-20）和变量 $\theta_{rk} \geqslant 0$ 的范围，由此将主问题进行松弛。每个医护人员访问路径的数量成千上万，难以一次性找到，因此采用启发式算法获得可行路径 $r^* \in R_k$ 加入松弛的主问题，这时就可以获得受限主问题。调用求解器计算受限主问题后，就可以获取对偶变量值并传入定价子问题模型中，再重新计算能加入受限主问题的潜在路径，直到子问题不能找到潜在路径为止。

根据对偶理论，可以得到受限主问题的对偶模型如下：

$$\max \sum_{i \in N} \pi_i + |K| \pi_0 \tag{3-23}$$

$$\text{s.t.} \begin{cases} \sum_{i \in N} \alpha_{irk} \pi_i + \pi_0 \leqslant c_{rk}, \forall k \in K, \forall r \in R_k & (3\text{-}24) \\ \pi_i \geqslant 0 (\forall i \in N), \pi_0 \leqslant 0 & (3\text{-}25) \end{cases}$$

其中，π_i、π_0 分别为约束式（3-20）和式（3-21）的对偶变量，根据对偶模型可知受限主问题的检验数 $\overline{c}_{rk}$ 为

$$\begin{aligned} \overline{c}_{rk} = c_{rk} - \sum_{i \in N} \alpha_{irk} \pi_i - \pi_0 = cf_k + \sum_{i \in V_1} \sum_{j \in V_2} \rho_{ijrk} (c_{ij} - \pi_i) + \\ \sum_{i \in V_1} \sum_{j \in V_2} cs_k s_i \rho_{ijrk} + ct \sum_{i \in N} \max\{\tau_{ik} - l_i\} \end{aligned} \tag{3-26}$$

根据单纯形法原理，把检验数 $\overline{c}_{rk} < 0$ 的路径加入主问题则可以优化目标函数，以检验数为子问题的目标函数，找到使得检验数 $\overline{c}_{rk} < 0$ 的可行路径。故子问题模型如下：

$$\begin{aligned} \min \overline{c}_{rk} = cf_k + \sum_{i \in V_1} \sum_{j \in V_2} x_{ijk} (c_{ij} - \pi_i) + \sum_{i \in V_1} \sum_{j \in V_2} cs_k s_i x_{ijk} + \\ ct \sum_{i \in N} \max\{\tau_{ik} - l_i\} \end{aligned} \tag{3-27}$$

上式的约束条件为式（3-3）~式（3-15）。

3.3　算法设计

本节主要介绍分支定价算法，该算法由列生成和分支定界组成。其中，

列生成算法中包含初始解生成、求解子问题的精确标签算法和启发式标签算法。分支定界算法主要核心为分支策略。

3.3.1 列生成算法流程

Dantzig 等人提出了列生成算法的理论基础后，列生成算法发展迅速，成为一种含有众多变量的大规模线性整数规划问题寻求最优解常用的优化方法。本章中给出的问题是一个大规模线性整数规划问题，为了确保计算结果达到最优，设计了分支定价算法求解问题。它先以分支定界作为最基本的框架，然后使用列生成算法计算搜索树中节点所对应的问题，最后获得最优解。在列生成算法中，先通过求解由随机贪心算法初始化的受限主问题，然后获取对偶变量，再传入定价子问题中，通过改进标签算法求解定价子问题获得检验数小于零的路径，然后再加入受限主问题求解，若不能找到检验数小于 0 的路径，则结束运算。列生成算法流程如图 3-1 所示。

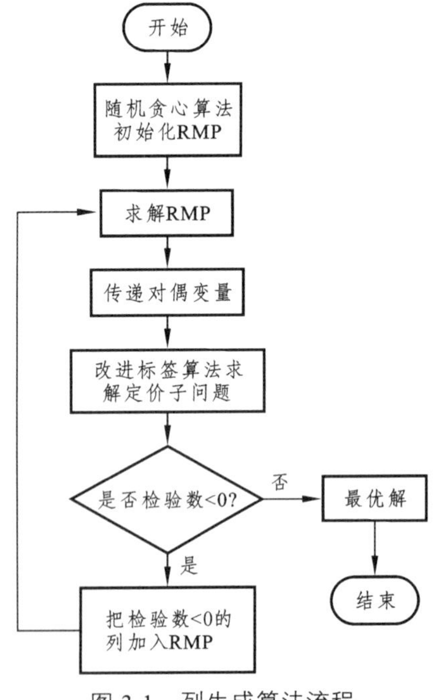

图 3-1　列生成算法流程

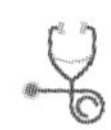

3.3.2　初始解生成

为了保证分支定价算法的顺利运行，需要对受限主问题进行初始化，即找到可行路径，作为初始列加入受限主问题。在大多数情况下，使用启发式方法求解，可以快速获得较优的初始解决方案，最终显著减少列生成过程中生成的列的数量，加速算法的计算过程。初始解可以由一条或多条路径组成，必须保证每个患者被服务，满足可接受服务时间窗要求、可携带医疗物资最大容量、技能级别需求等约束。目标函数由固定成本、路径成本、服务成本、时间窗惩罚成本组成，但同时考虑 4 个目标会使初始路径的生成变得复杂，为了快速生成较优的初始解，使用随机贪心算法，主要考虑路径成本的变化对路径的影响，等患者分配完成后，再重新计算路径总成本。

设所有患者集合为 N，按技能级别需求划分患者集合，技能级别需求为 d 的患者集合为 N_d，当前到达患者点 i 的集合为 U，技能级别需求全为 d 的患者点 i 的集合为 U_d。算法框架具体流程如下：

算法框架
1 While $N \neq \varnothing$ Do
2 随机从 N_d 中选择一个患者 i 与医护中心 0 形成路径，按照技能级别需求的患者集合从高往低的顺序选择，若高技能级别需求的患者集合为空，则依次降级选择；从 N 和 N_d 中删除 i
3 根据约束条件计算当前点 i 的可到达点集合 U 和 U_d
4 If $N=\varnothing$ then
5 加入医护中心 $\lvert N\rvert+1$ 生成一条完整路径，再重新计算
6 else
7 While $U\neq\varnothing$ Do
8 从可到达点集合 U_d 选出离前一个患者距离最近的患者点 j 加入路径，按照技能级别需求的可达点集合从高往低的顺序选择，若高技能级别需求的可达点集合为空，则依次降级选择；从 N、N_d、U、U_d 中删除 j

9 End While

10 加入医护中心$|N|+1$生成一条完整路径，再重新计算

11 End if

12 End While

13 遍历上面生成的路径，按照路径中患者的最高技能级别需求分配同级别的医护人员，再重新计算总成本

3.3.3 标签算法

定价子问题实际上是求解满足弹性服务时间窗、技能需求匹配、每个医护人员可携带的医疗物资总量限制等约束的最短路问题。这类问题统称为带物资约束的基本最短路径问题（Elementary Shortest Path Problem with Resource Constraints，ESPPRC），它是一个 NP-Hard 问题，通常使用基于动态规划的标签算法（The Label-Setting Algorithm）求解。根据定价子问题的技能需求匹配、每个医护人员可携带的医疗物资总容量存在限制的特点，基于 Pan 等人的研究，本书提出改进标签算法进行求解。在改进标签算法中，标签用于记录医护人员从医护中心出发后访问某个患者的部分路径状态，并且在标签扩展过程中满足物资约束，直到标签不能继续扩展到下一个患者结束。

3.3.3.1 标签定义

在改进标签算法中，医护人员每访问一个患者就形成一个标签状态，不同标签状态表示含义存在差异，每个标签状态由标签$L(i,\tau_i,q_i,E_i,h_i,\overline{c}_i,V_i,D_i)$表示。标签中各个元素定义如表 3-3 所示。

表 3-3　标签算法的元素定义

符号	含义
i	当前访问的患者 i
τ_i	医护人员在患者 i 处的开始服务时间
q_i	该路径所服务的患者的最高需求等级

续表

符号	含义
E_i	一个 $\lvert G_1 \rvert$ 维向量，标记可重复使用医疗物资 $g \in \{G_1\}$ 是否被携带，携带为 1，否则为 0
h_i	到达患者 i 处需要的可携带医疗物资总体积
$\overline{c}_i$	路径到达患者 i 的检验数
V_i	记录当前子路径在访问 i 点后的已访问患者集合
D_i	记录当前点 i 的可达点集合

3.3.3.2　扩展规则

从医护中心 0 开始生成初始标签 $L_0(i,\tau_i,q_i,E_i,h_i,\overline{c}_i,V_i,D_i)=(0,0,0,E,0,0,V_0,N)$，然后通过遍历可到达点集合 D 扩展新的标签，直到不能扩展标签为止。假如当前患者 i 的标签为 $L_i(i,\tau_i,q_i,E_i,h_i,\overline{c}_i,V_i,D_i)$，从集合 D_i 中选出点 j 扩展新标签为 $L_j(j,\tau_j,q_j,E_j,h_j,\overline{c}_j,V_j,D_j)$，其扩展规则如下：

（1）$\tau_j=\max\{\tau_i+s_i+t_{ij},e_j\}$；

（2）$q_j=\max\{q_i,q_j\}$；

（3）$E_j(\eta_l)=\begin{cases}\eta_l+1, & u_{jl}=1,\eta_l=0;\\ \eta_l, & 其他;\end{cases}$

（4）$h_j=o_j(G_1)+\sum_{g\in G_2}u_{jg}o_g$；

（5）$\overline{c}_j=\overline{c}_i+\overline{c}_{ij}$；

（6）$V_j=V_i+j$；

（7）$D_j=D_i-j-\{l:(j,l)\in A/\tau_j+s_j+t_{jl}+s_l>l_l' \ \ or \ \ h_j+o_l(G_l)+\sum_{g\in G_2}u_{lg}o_g>O\}$。

每次扩展需要满足患者的可接受服务时间窗以及医护人员的工作时间窗要求和医疗物资体积限制，当标签扩展到$|N|+1$时结束，判断技能需求 d 的大小，分配符合技能要求的医护人员 k 服务，遍历这些标签就可以找到医护人员 k 的访问路径 r。

3.3.3.3 支配规则

由于本章的问题增加了对医疗物资是否携带的判断，使得问题更为复杂，当问题规模逐渐增大时，标签数量便呈指数级增加，标签算法的效率逐步降低，于是设计支配规则保留可以获得最优路径的标签，删除被支配的标签，大幅减少标签数量，提高算法速度。假设访问节点 i 的两个标签 $L_i(i,\tau_i,q_i,E_i,h_i,\overline{c}_i,V_i,D_i)$ 和 $L_i^*(i,\tau_i^*,q_i^*,E_i^*,h_i^*,\overline{c}_i^*,V_i^*,D_i^*)$，符合以下支配规则时，标签 L_i^* 支配 L_i。

（1）$\tau_i^* \leqslant \tau_i$；（2）$q_i^* \leqslant q_i$；（3）$h_i^* \leqslant h_i$；（4）$\overline{c}_i^* \leqslant \overline{c}_i$；（5）$D_i^* \supseteq D_i$。

3.3.3.4 算法框架

改进标签算法流程中的变量解释为：设 L 为所有生成的标签集合，UL 为未经过支配规则处理的标签集合，PL 为满足路径物资约束、检验数小于零、到达点 $|N|+1$ 的已经过支配规则处理的标签集合，H_i 为患者 i 点的全部标签集合，L_0 为起始点标签。当过多路径加入 RMP 中，使得列生成算法效率降低，故设置算法寻找到一定数量（如患者总数的 4 倍）的可行路径就停止搜索，加速列生成算法。*Max* 表示最大可行路径数量，*Size* 表示标签集合中标签数量。算法框架如下：

	算法框架
1	初始化标签 L_0，令 $UL=\{L_0\},PL=\{\varnothing\},L=\{L_0\}$
2	While *Size* (*UL*) > 0 && *Size* (*PL*) < *Max* Do
3	从 *UL* 中选出检验数最小的标签作为当前扩展标签 L_i^{cur}
4	对标签 L_i^{cur} 对应患者 i 点的所有标签 H_i 依次采用支配规则判断
5	若检查的标签被支配，则从 *UL*、*PL*、*L* 中删除
6	判断标签 L_i^{cur} 是否被支配，若未被支配
7	判断标签是否到达 $|N|+1$
8	若到达 $|N|+1$，判断检验数是否小于零，若满足条件则 *PL* 添加 L_i^{cur}
9	若未到达 $|N|+1$，则根据扩展规则扩展标签，并把标签存入 *UL* 和 *L*
10	End While
11	遍历标签集合 *PL*，得到所有可行路径

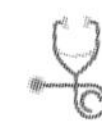

3.3.4 初始解生成

分支定价算法迭代初期，需要找到部分可行路径加入主问题中求解，得到对偶解，再计算定价子问题，最后根据条件判断进行迭代。通常情况下使用启发式算法快速获得较优的初始解，减少列生成运行时间。本节采用随机贪婪算法生成初始解，首先随机安排等级最高的患者插入路径中，并且依次按照服务需求等级从高往低选择患者，保证插入该患者后路径的费用增加最少，当没有满足条件的患者插入时，再重新构造一条路径，直到所有患者分配完毕，算法结束。

3.3.5 分支策略

分支策略是分支定价算法的重要组成部分之一，它在迭代中分割解空间用于限制搜索和找到更紧的下界，最终提高算法收敛速度并找到整数解。在分支定价树节点上，通过列生成算法求出受限主问题的最优解作为该点的下界；若该点下界大于当前的上界，则删除该节点；若该点的解为整数解且小于当前上界，则更新当前上界；若该点的解为分数解且小于当前上界，则进行分支。对于车辆路径问题，标准的分支策略依据为可行解中每条弧最多有一辆车通过，基于此属性，在可行解中每条弧同样最多有一名医护人员经过。因此本文采用基于弧的分支策略，定义经过弧(i, j)的变量为$\varphi_{ij} = \sum_{k\in K}\sum_{r\in R_k}\rho_{ijrk}\theta_{rk}$。当$\varphi_{ij}$为分数时选择最优解中$\varphi_{i^*j^*}$最接近 0.5 的弧$(i^*, j^*)$分支，分支产生$\varphi_{i^*j^*}=0$和$\varphi_{i^*j^*}=1$两个子节点。在一个节点上$\varphi_{i^*j^*}=0$，则将弧$(i^*, j^*)$删除，并删除包含弧$(i^*, j^*)$的访问路径，重新计算；那么在另外一个节点上$\varphi_{i^*j^*}=1$，为了保证最优解中存在弧$(i^*, j^*)$，需要将其他所有到达患者$j^*$的弧和其他所有离开患者$i^*$的弧删掉，并删除包含这些弧的访问路径，再重新计算。

3.4 数值实验

本节通过数值实验对本章问题进行特性分析、验证模型准确性和分析算法性能。分支定价算法采用 Java 编程实现，所有算例在处理器为 11th Gen Intel

（R）Core（TM）i7-1165G7 @ 1.7 ~ 2.8 GHz（8 CPU）的计算机上进行实验。

3.4.1 测试算例说明

由于目前没有针对本章问题的标准算例，参考 Solomon 提出的标准 VRPTW 算例生成方法，随机生成不同规模的算例，其中算例名称 R10_1 表示随机生成的第一组包含 10 个患者的算例。算例生成方法与参数设置如下：在二维平面$[0,100]^2$内医护中心位于坐标(0,0)，患者位置坐标随机生成，两点间的距离 d_{ij} 定义为欧氏直线距离，路径成本和行驶时间与 d_{ij} 成正比，为了计算方便，设定行驶速度和单位距离的路径成本均为 1。医护人员的工作时间窗为[0,480]，患者的服务时长为均匀分布在 $U[30,80]$间的随机整数，最满意服务时间窗 $[e_i,l_i]$ 由时间窗中心和宽度构成，分别为均匀分布在 $U[e_0+t_{0i},e_0-t_{i0}-s_i]$ 和 $U[60,120]$间的随机整数，可接受服务时间窗的最早服务时间 $e_i' = e_i$，最晚服务时间 e_i' 为均匀分布在 $U[l_i+20,l_i+40]$ 的随机整数。患者的技能级别需求和医护人员的技能级别均分为$\{1,2,3\}$三个等级，对应患者比例分别为$\{50,30,20\}$，对应的医护人员固定成本、服务成本分别为$\{50,80,100\}$、$\{0.6,0.8,1\}$。假设所有数值实验中，可重复使用医疗物资和不可重复使用医疗物资各 4 种，其体积分别为$\{1,2,3,4\}$，随机生成 u_{ig} 为 1 或 0 表示患者是否需要该医疗物资。

3.4.2 问题特性分析

在问题特性部分，本节构造 4 个医护人员服务 12 个患者的算例，4 个医护人员的技能级别分别为$\{1,1,2,3\}$，12 个患者的基本信息如表 3-4 所示。

3.4.2.1 最大容量 O 的特性分析

分析医护人员可携带医疗物资的最大容量 O 对调度的影响，设定不同数值进行灵敏度分析。表 3-5 为不同最大容量取值的算例结果；图 3-2、图 3-3 所示是以最大容量为横坐标，以总成本、总体积为纵坐标的折线图。

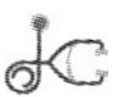

表 3-4　病人的基本信息

病人 i	坐标	s_i /min	q_i	$G_1=\{1,2,3,4\}$	$G_2=\{1,2,3,4\}$	最满意服务时间窗 $[e_i,l_i]$ /min	可接受服务时间窗 $[e_i',l_i']$ /min
1	(55,2)	37	1	[0,1,1,1]	[0,1,0,1]	[213,251]	[213,305]
2	(66,51)	69	3	[1,0,0,1]	[0,0,0,1]	[246,276]	[246,346]
3	(62,88)	66	3	[0,0,1,1]	[1,1,0,1]	[77,135]	[77,201]
4	(67,58)	75	2	[0,1,1,0]	[0,0,1,1]	[63,111]	[63,166]
5	(40,89)	40	2	[1,0,0,1]	[1,0,1,0]	[161,211]	[161,275]
6	(0,7)	56	1	[1,0,0,0]	[1,0,1,1]	[285,348]	[285,405]
7	(64,24)	52	1	[0,1,1,0]	[1,0,1,0]	[130,168]	[130,218]
8	(91,85)	44	2	[0,1,0,0]	[0,1,1,0]	[157,199]	[157,249]
9	(52,13)	46	1	[1,0,0,0]	[0,1,1,0]	[45,127]	[45,179]
10	(90,50)	35	2	[0,1,0,0]	[0,1,1,1]	[241,329]	[241,398]
11	(54,30)	49	1	[0,0,1,1]	[1,1,0,0]	[250,286]	[250,336]
12	(69,58)	39	1	[0,0,1,0]	[1,0,1,1]	[144,212]	[144,278]

表 3-5　不同最大容量取值的算例结果

最大容量 O/L	访问路线	可重复物资携带情况	每条路径总体积/L	总成本/元	总体积/L
(0,25]	—	—	—	—	—
26	k_1：0—7—12—6—13	[1,1,1,0]	26	1 627.9	29
	k_2：0—9—1—11—13	[1,1,1,1]	24		
	k_3：0—4—8—10—13	[0,1,1,0]	26		
	k_4：0—3—5—2—13	[1,0,1,1]	23		
[27,28]	k_1：0—12—11—6—13	[1,0,1,1]	27	1 619.0	31
	k_2：0—9—7—1—13	[1,1,1,1]	25		
	k_3：0—4—8—10—13	[0,1,1,0]	26		
	k_4：0—3—5—2—13	[1,0,1,1]	23		
29	k_1：0—7—12—11—13	[0,1,1,1]	24	1 602.0	32
	k_2：0—9—1—6—13	[1,1,1,1]	29		
	k_3：0—4—8—10—13	[0,1,1,0]	26		
	k_4：0—3—5—2—13	[1,0,1,1]	23		
[30,33]	k_1：0—9—7—12—11—13	[1,1,1,1]	30	1 593.5	33
	k_2：0—1—6—13	[1,1,1,1]	24		
	k_3：0—4—8—10—13	[0,1,1,0]	26		
	k_4：0—3—5—2—13	[1,0,1,1]	23		
[34,35]	k_1：0—6—13	[1,0,0,0]	9	1 518.9	24
	k_2：0—9—7—1—11—13	[1,1,1,1]	28		
	k_3：0—4—12—8—10—13	[0,1,1,0]	34		
	k_4：0—3—5—2—13	[1,0,1,1]	23		
[36,+∞)	k_1：0—9—7—1—11—6—13	[1,1,1,1]	36	1 496.4	23
	k_2：—	—	—		
	k_3：0—4—12—8—10—13	[0,1,1,0]	34		
	k_4：0—3—5—2—13	[1,0,1,1]	23		

注：访问路径一栏 k：0—i—j—l—13 表示医护人员 k 从起点出发，先后访问患者 i，j，l 然后回到终点。

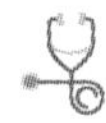

由表 3-5 可以看出，当医护人员可携带医疗物资最大容量 O 取[0,25]时，无可行解；最大容量 O 取[26,35]时，解不同；最大容量 O 取 36 以上时，解相同。表 3-5 中医护人员 3、4 的访问路径变化较少，是由于技能级别匹配造成技能级别需求为 2、3 的患者只能有医护人员 3、4 访问，解空间减少，路径的多样性减少。当最大容量 $O \geqslant 36$ 时，约束式（3-13）已经不起作用，从结果中可以发现医护人员 1、3、4 分别携带 36 L、34 L、23 L 的医疗物资，假设每个医护人员可以携带的医疗物资最大容量为 30 L，这时的解就违背了这个情形，医护人员 1 和 3 可以携带的医疗物资超过了体积限制。

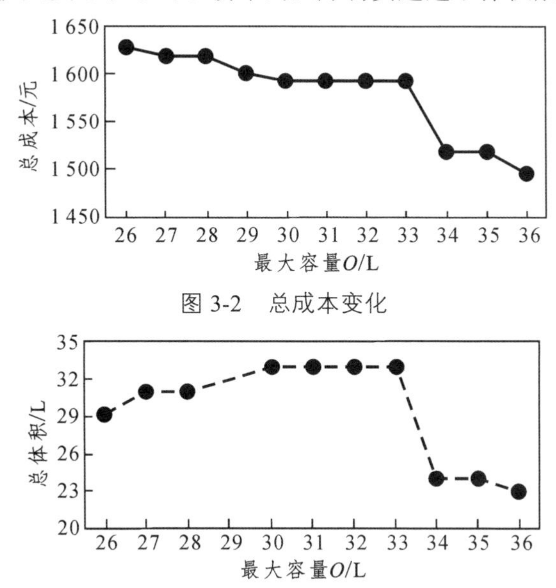

图 3-2 总成本变化

图 3-3 总体积变化

由图 3-2 可以看出，随着最大容量 O 的增加总成本逐渐减少至不变，出现的原因主要为当每个医护人员可以携带的医疗物资增加，路径的安排更加灵活，导致路径成本减少。由图 3-3 可以看出，随着最大容量 O 的增加可重复使用医疗物资总体积大致呈现先增加再减少至不变，出现的原因主要是单个医护人员可以携带的医疗物资增加，对路径的限制减少，以至于在同一路径上服务更多的患者，使得对可重复使用医疗物资的利用率增加。

综上所述，随着最大容量 O 的增大，调度安排更加灵活，总成本下降，但某些医护人员负重过多，工作满意度下降。对每个医护人员可携带的医疗物资上限设置十分重要，可以调整医护人员上门路径安排，合理分配物资给医护人员在其能力范围内工作。医疗医护中心管理者可以通过调整医护人员最大可携带医疗物资总量，来综合考虑医护人员的工作强度和路径安排。

3.4.2.2 可重复使用医疗物资占比大小的特性分析

为了分析可重复使用医疗物资在总物资占比大小对调度路径的影响，将医疗物资 G_1 的种类按照{1,2,3,4}、{1,2,3}、{1,2}、{1}划分，设置可携带医疗物资的最大容量 O 为 27L，进行算例测试。表 3-6 为不同比例的可重复使用医疗物资测试结果。

表 3-6 不同比例的可重复使用医疗物资测试结果

医疗物资 G_1 种类	访问路线	可重复物资携带情况	每条路径医疗物资总体积/L	总成本/元
{1}	k_1：0—9—7—1—11—6—13	[1]	27	1 576.8
	k_2：—	[0]	—	
	k_3：0—4—8—10—13	[0]	21	
	k_4：0—3—5—12—2—13	[1]	24	
{1,2}	k_1：0—9—7—12—11—13	[1,1]	23	1 593.5
	k_2：0—1—6—13	[1,0]	17	
	k_3：0—4—8—10—13	[0,1]	23	
	k_4：0—3—5—2—13	[1,0]	16	
{1,2,3}	k_1：0—9—7—12—11—13	[1,1,1]	26	1 593.5
	k_2：0—1—6—13	[1,0,0]	20	
	k_3：0—4—8—10—13	[0,1,1]	26	
	k_4：0—3—5—2—13	[1,0,1]	19	
{1,2,3,4}	k_1：0—9—7—1—13	[1,1,1,1]	25	1 619.0
	k_2：0—12—11—6—13	[1,0,1,1]	27	
	k_3：0—4—8—10—13	[0,1,1,0]	26	
	k_4：0—3—5—2—13	[1,0,1,1]	23	

注：访问路径一栏 k：0—i—j—l—13 表示医护人员 k 从起点出发，先后访问患者 i，j，l 然后回到终点。

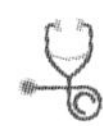

由表 3-6 可知，随着可重复使用医疗物资占总物资比例的增大，医护人员的路径成本越高，调度路径发生变化。如当可重复使用医疗物资种类从{1}变化为{1,2}时，由于增加了医疗物资{2}使得 k_1 医护人员的路径从 0—9—7—1—11—6—13 变为 0—9—7—12—11—13，主要原因在于增加了可重复使用医疗物资{2}的调度，使得原来路径总体积数从 27L 变为 29L，但 29L 超过医护人员可携带医疗物资的最大容量 O，因此重新对该路径进行了调整，使其满足条件。当可重复使用医疗物资占总物资比例增大，对路径的影响程度增加，限制了医护人员的访问路径调度，所以总成本增加。简而言之，医疗物资的调度对医护人员的访问路径调度有重要影响，医护中心决策者需要综合考虑医疗物资和医护人员访问路径才能使路径调度合理化。

3.4.2.3　弹性服务时间窗的特性分析

为了分析弹性时间窗对路径的影响，考虑两种不同的服务模式：第 1 种模式为患者在最满意时间窗内被服务；第 2 种模式为患者在弹性时间窗内被服务，即医护人员只能在可接受服务时间窗内开始服务，若医护人员未能在最满意服务时间窗内开始服务，则存在一定的惩罚成本。其余假设条件如下：5 个技能等级分别为{1,1,2,2,3}的医护人员服务 12 个患者，12 个患者信息见表 3-4，可携带医疗物资的最大容量 O 为 27 L。表 3-7 和图 3-4 分别为不同服务时间窗模式的访问路径结果和不同成本计算结果。

表 3-7　不同服务时间窗模式的算例的访问路径结果

模式	访问路径				
1	k_1：0—6—13	k_2：0—7—1—11—13	k_3：0—9—8—10—13	k_4：0—4—5—13	k_5：0—3—12—2—13
2	k_1：0—9—7—1—13	k_2：0—12—11—6—13	k_3：0—4—8—10—13	—	k_5：0—3—5—2—13

注：表中 k：0—i—j—l—13 表示医护人员 k 从起点出发，先后访问患者 i，j，l 然后回到终点。

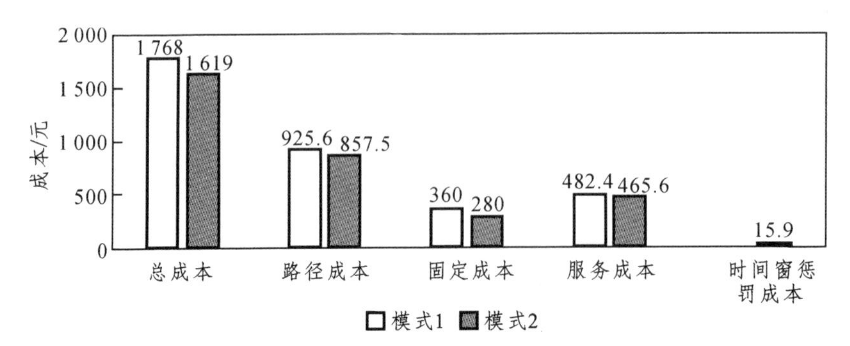

图 3-4 不同服务时间窗模式的算例的不同成本计算结果

由表 3-7 可知，相比模式 2 算例中的 4 条访问路径，模式 1 中的访问路径受到时间窗的限制，需要 5 个医护人员才能完成服务。说明弹性时间窗能使调度路径更加灵活。由图 3-4 可知，模式 2 算例的总成本、路径成本、固定成本、服务成本都低于模式 1 算例的。模式 2 和模式 1 算例的时间窗惩罚成本分别为 15.9 和 0，但是模式 2 算例的总成本相比模式 1 算例减少 9.2%。说明弹性时间窗可以降低总的调度成本。故医护中心决策者可以鼓励患者提供弹性服务时间窗，来降低调度成本。

3.4.3 算法性能分析

为了验证算法性能，本节将分支定价算法（Branch and Price，以下简称 BP）与 IBM ILOG CPLEX（CPLEX）软件求解结果进行比较。将最大运行时间设置为 7 200 s，若超出时间限制则输出当前最好解。3.3.1 节采用小规模算例验证模型与算法的准确性，3.3.2 节和 3.3.3 节采用中、大规模算例验证算法的效率。在表 3-8 ~ 表 3-13 中，*Obj* 表示算法求解的目标函数值，*T* 表示算法运行时间，*Gap* 表示 CPLEX 软件与分支定价算法得到最好解的相对偏差，加下划线的数值表示当前可行解。由于 *T* 和 *Gap* 的平均值能反映算法性能，则主要研究 *T* 和 *Gap* 的平均值。

3.4.3.1 小规模算例测试分析

表 3-8 列出了包含 10 个患者的算例运算结果。从表中可以看出，分支定

 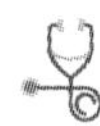

价算法与 CPLEX 软件计算的最优目标函数值均相同，验证了分支定价算法的准确性。就计算时间而言，分支定价算法平均计算时间为 0.12 s，而 CPLEX 软件平均计算时间为 2.01 s。相比之下，本文提出的分支定价算法在求解时间上更具有优势。

表 3-8　包含 10 个患者的算例求解结果

|N|=10	BP		CPLEX		Gap/%
	Obj	T/s	Obj	T/s	
R10_1	1 416.0	0.20	1 416.0	1.57	0.00
R10_2	1 350.1	0.09	1 350.1	2.61	0.00
R10_3	1 339.8	0.09	1 339.8	0.80	0.00
R10_4	1 385.9	0.21	1 385.9	0.75	0.00
R10_5	1 338.9	0.09	1 338.9	0.30	0.00
R10_6	1 481.6	0.08	1 481.6	0.81	0.00
R10_7	1 585.0	0.09	1 585.0	0.31	0.00
R10_8	1 591.0	0.17	1 591.0	12.24	0.00
R10_9	1 439.5	0.08	1 439.5	0.23	0.00
R10_10	1 343.5	0.09	1 343.5	0.50	0.00
平均	—	0.12	—	2.01	0.00

注：由于 T 和 Gap 的平均值能反映算法性能，此处仅计算 T 和 Gap 的平均值。

表 3-9 列出了包含 20 个患者的算例运算结果，其中 CPLEX 软件在 7 200 s 内只能求得 4 个算例的最优解；而分支定价算法却能在 3 s 内求出所有算例的最优解。在 CPLEX 软件未能找到最优解的算例中，与分支定价算法的最优解的最小相对偏差为 0.32%，最大相对偏差为 2.37%。针对小规模算例，分支定价算法在求解质量和求解效率上表现优异。

3.4.3.2　中规模算例测试分析

包含 30 个和 40 个患者算例的求解结果分别见表 3-10 和表 3-11。

表 3-9 包含 20 个患者的算例求解结果

|N|=20	BP		CPLEX		Gap/%
	Obj	T/s	Obj	T/s	
R20_1	2 406.6	2.56	2 406.6	6 211	0.00
R20_2	2 593.0	0.23	2 610.9	7 200	0.69
R20_3	2 850.2	2.52	2 891.5	7 200	1.45
R20_4	2 366.6	2.25	2 366.6	6 812	0.00
R20_5	2 535.1	0.85	2 536.9	7 200	0.07
R20_6	2 888.9	0.24	2 898.0	7 200	0.31
R20_7	2 454.5	0.18	2 454.5	7 106	0.00
R20_8	2 988.0	0.55	3 013.0	7 200	0.84
R20_9	2 389.7	1.22	2 389.7	5 893	0.00
R20_10	2 803.4	0.99	2 869.8	7 200	2.37
平均	—	1.16	—	6 922.20	0.57

注：由于 T 和 Gap 的平均值能反映算法性能，此处仅计算 T 和 Gap 的平均值。

表 3-10 包含 30 个患者的算例求解结果

|N|=30	BP		CPLEX		Gap/%
	Obj	T/s	Obj	T/s	
R30_1	4 055.5	3.70	4 109.1	7 200	1.32
R30_2	3 737.6	4.86	3 786.5	7 200	1.31
R30_3	3 812.3	14.72	4 009.0	7 200	5.16
R30_4	3 677.1	3.72	3 731.8	7 200	1.47
R30_5	3 859.1	1.38	4 030.9	7 200	4.45
R30_6	3 514.2	0.56	3 627.9	7 200	3.24
R30_7	3 682.6	15.19	3 754.7	7 200	1.96
R30_8	3 675.4	1.08	3 780.2	7 200	2.85
R30_9	3 939.0	4.58	4 017.3	7 200	1.99
R30_10	3 391.9	21.90	3 569.7	7 200	5.24
平均	—	7.17	—	7 200	2.90

注：由于 T 和 Gap 的平均值能反映算法性能，此处仅计算 T 和 Gap 的平均值。

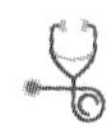

表 3-11 包含 40 个患者的算例求解结果

$\|N\|$=40	BP		CPLEX		*Gap*/%
	Obj	*T*/s	*Obj*	*T*/s	
R40_1	4 875.8	11.64	5 642.9	7 200	15.73
R40_2	4 873.1	112.60	5 553.7	7 200	13.97
R40_3	5 014.7	10.64	5 962.2	7 200	18.89
R40_4	5 341.0	52.42	6 332.0	7 200	18.55
R40_5	4 808.2	102.01	5 733.7	7 200	19.25
R40_6	4 920.4	1.39	5 781.3	7 200	17.50
R40_7	5 137.5	3.60	5 933.8	7 200	15.50
R40_8	4 341.2	7.77	5 203.6	7 200	19.87
R40_9	5 106.4	21.96	5 738.3	7 200	12.37
R40_10	4 759.7	5.06	4 941.1	7 200	3.81
平均	—	32.91	—	7 200	15.54

注：由于 *T* 和 *Gap* 的平均值能反映算法性能，此处仅计算 *T* 和 *Gap* 的平均值。

从实验结果可知，当患者规模$|N|$=30、40 时，本节设计的分支定价算法分别在平均 7.17 s、32.91 s 求出最优解。相比之下，CPLEX 软件运行 7 200 s 都不能求出最优解，且得到的最好解与分支定价计算的最优解的相对偏差平均值分别为 2.9%、15.54%。对于分支定价算法，当患者规模$|N|$=30 时，有 70%的算例在 5 s 内求出最优解；当患者规模$|N|$=40，有 60%的算例在 15 s 内求出最优解。对于中规模算例，分支定价算法可以快速获得最优解。

3.4.3.3 大规模算例测试分析

表 3-12 和表 3-13 列出了$|N|$=50、60、70、80 算例的求解结果。由于 CPLEX 软件在 7 200 s 内均未求出可行解，故没有在表中列出。当患者数量$|N|$=50、60 时，分支定价算法能求出所有算例的最优解，平均运算时间为 163.14 s、496.73 s，最短运行时间 4.1 s（$|N|$=50），最长运行时间为 1 373.51 s（$|N|$=60）。当患者数量$|N|$=70 时，分支定价算法可以求出 80%算例的最优解；当患者数量$|N|$=80 时，分支定价算法在 7 200 s 内只能求出 50%算例的最优解。可以看出患者数量是影响分支定价算法求解的关键因素。

表 3-12　包含 50、60 个患者的算例求解结果

|N|=50	BP		|N|=60	BP	
	Obj	*T*/s		*Obj*	*T*/s
R50_1	5 921.6	69.40	R60_1	7 290.2	83.40
R50_2	5 983.4	482.53	R60_2	6 585.3	1 280.61
R50_3	6 382.8	415.29	R60_3	7 662.0	24.50
R50_4	6 339.9	81.43	R60_4	6 938.6	1 373.51
R50_5	6 059.8	129.37	R60_5	7 155.5	525.30
R50_6	5 995.3	4.10	R60_6	7 428.2	12.66
R50_7	6 193.2	284.02	R60_7	7 211.7	601.26
R50_8	5 989.0	13.79	R60_8	6 858.4	141.89
R50_9	5 896.3	54.99	R60_9	6 778.0	641.65
R50_10	5 904.3	96.47	R60_10	7 073.0	282.54
平均	—	163.14	平均	—	496.73

注：由于 *T* 的平均值能反映算法性能，此处仅计算 *T* 的平均值。

表 3-13　包含 70、80 个患者的算例求解结果

|N|=70	BP		|N|=80	BP	
	Obj	*T*/s		*Obj*	*T*/s
R70_1	8 335.8	1 500.11	R80_1	10 139.2	397.36
R70_2	8 622.4	2 432.86	R80_2	9 398.7	7 200.00
R70_3	7 925.3	3 501.58	R80_3	9 271.0	5 138.98
R70_4	8 771.3	2 744.85	R80_4	8 869.7	743.61
R70_5	8 255.7	3 251.41	R80_5	9 830.1	609.97
R70_6	7 893.7	2 954.48	R80_6	9 108.5	5 389.91
R70_7	8 205.8	7 200.00	R80_7	9 045.5	7 200.00
R70_8	8 322.9	318.41	R80_8	9 200.2	7 200.00
R70_9	7 953.7	2 339.62	R80_9	9 981.8	7 200.00
R70_10	7 804.9	7 200.00	R80_10	9 680.4	7 200.00
平均	—	3 344.33	平均	—	4 827.98

注：由于 *T* 的平均值能反映算法性能，此处仅计算 *T* 的平均值。

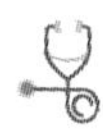

3.5　本章小结

本章研究了一类基于医疗物资调度的家庭医护人员路径优化问题。在问题中考虑了医疗物资的可重复性与不可重复性、医患匹配、患者接受服务的弹性时间窗、医护人员工作时间限制等约束，建立了最小化运营成本和弹性服务时间窗惩罚成本的整数规划模型，并设计了分支定价算法求解问题获得最优解。通过算例分析发现，最大容量、医疗物资中可重复使用比例以及弹性时间窗对医护人员路径调度都有较大的影响。通过分支定价算法与 CPLEX 软件在不同规模算例下的测试比较，验证了分支定价算法的高效性。未来研究可以考虑多周期情形下的基于医疗物资调度的医护人员路径调度问题，并设计更加有效的求解算法。

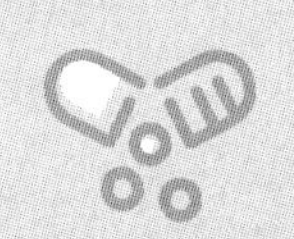

第4章

考虑携带医疗物资的多时间窗家庭医护人员调度优化问题

以往研究中医护人员只能在患者的一个时间窗内服务，部分学者不允许提前或晚于时间窗服务；部分学者允许提前或者延后服务，但需要付出惩罚代价，或者考虑硬时间窗内包含软时间窗，在软时间窗内完成服务没有惩罚。然而在实际中，患者可能存在一天有多个可接受服务的时间窗，同时对时间窗偏好满意度不同。结合实际运营，本章的家庭医护人员调度优化问题考虑了患者多个可选的服务时间窗，并对时间窗按偏好满意度进行评价，结合医疗物资调度和医患技能匹配等因素，建立家庭医护人员调度优化模型。并根据问题特征设计改进分支定价算法求解该问题。

4.1 问题描述

考虑携带医疗物资的多时间窗家庭医护人员调度优化问题描述如下：假设医护中心有一组医护人员，根据患者预约需求，每天需要在工作时间内从医护中心出发，携带相应的医疗物资，对患者进行上门服务，服务完毕返回医护中心。患者所在的地理位置、服务所需技能级别、服务时长、多个服务时间窗及其所需的医疗物资已知。患者具有的多个服务时间窗互不重叠，不同的时间窗对应不同的偏好满意度，用惩罚成本表示患者不同时间窗的满意度（对应惩罚成本越低表示患者满意度越高，相反惩罚成本越高表示患者满意度越低）。医护人员可以选择其中一个时间窗服务患者，每个患者只能被一个医护人员服务一次，若医护人员在时间窗开始前到达，则应该等到时间窗的起始时间才可以服务，晚于结束时间则不可以服务。医护人员携带的医疗物资主要包括可重复使用和非重复使用两种类别，但每个医护人员所携带的医疗物资总量有限。此外，患者只可以被技能级别不低于其需求的医护人员服务。综合考虑以上限制条件，以最小化医护人员固定成本、路径成本、服务成本和时间窗惩罚成本为目标，建立问题的数学模型。

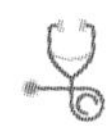

4.2 数学模型

4.2.1 原问题模型

为了描述原问题模型,需要建立一个有向图 $G=(V,A)$, $V=\{0,|N|+1\}\cup N$,其中节点 0 和 $|N|+1$ 表示医护中心， $N=\{1,2,\cdots,|N|\}$ 为接受服务的患者集合, $A=\{(i,j)\,|\,i,j\in V,i\neq j\}$ 分别表示点集和弧集，每条弧对应一个旅行时间 t_{ij} 且满足三角不等式。原问题模型的集合、参数与变量如表 4-1 所示。

表 4-1　原问题模型的集合、参数与变量

符号		含义
集合	N	患者集合， $N=\{1,2,3,\cdots,|N|\}$
	V_1	患者点和起点集合， $V=N\cup\{0\}$
	V_2	患者点和终点集合， $V=N\cup\{|N|+1\}$
	K	医护人员集合， $K=\{1,2,3,\cdots,|K|\}$
参数	$[0,L]$	医护人员的工作时间范围
	O	医护人员可携带医疗物资的最大容量
	cf_k	医护人员 k 的固定成本
	cs_k	医护人员 k 的服务成本
	Q_k	医护人员 k 的技能级别
	t_{ij}	从患者 i 到患者 j 的旅行时间
	c_{ij}	从患者 i 到患者 j 的旅行成本
	M	非常大的正数
	s_i	患者 i 所需的服务时间
	q_i	患者 i 的技能级别需求
	W_i	患者点 i 的服务时间窗集合 $W_i=\{1,2,3,\cdots,|W_i|\}$
	$[a_i^w,b_i^w]$	第 i 个患者的第 w 个服务时间窗
	ct_{iw}	第 i 个患者的第 w 个时间窗的惩罚成本

续表

符号		含义
参数	G_1	可重复使用医疗物资集合，$G_1=\{1,2,3,\cdots,\vert G_1\vert\}$
	G_2	不可重复使用医疗物资集合，$G_2=\{1,2,3,\cdots,\vert G_2\vert\}$
	u_{ig}	第 i 个患者是否需要医疗物资 $g\in\{G_1,G_2\}$
	o_g	医疗物资 $g\in\{G_1,G_2\}$ 的体积
变量	τ_{ik}	医护人员 k 在患者 i 处的开始服务时间
	z_{ikw}	医护人员 k 是否在患者 i 的第 w 个时间窗内服务（0-1 变量）
	y_{kg}	医护人员 k 是否携带医疗物资 $g\in G_1$（0-1 变量）
	x_{ijk}	医护人员 k 是否从患者 i 到患者 j（0-1 变量）

基于以上问题描述和数学符号，建立以下考虑携带医疗物资的多时间窗家庭医护人员调度优化问题模型[P₂]。

$$\min \sum_{j\in N}\sum_{k\in K} cf_k x_{0jk} + \sum_{k\in K}\sum_{i\in V_1}\sum_{j\in V_2} c_{ij}x_{ijk} + \sum_{k\in K}\sum_{i\in V_1}\sum_{j\in V_2} cs_k x_{ijk} s_i + \sum_{k\in K}\sum_{i\in N}\sum_{w\in W_i} ct_{iw} z_{ikw} \tag{4-1}$$

s.t.

$$\sum_{k\in K}\sum_{j\in V_2} x_{ijk}=1,\ \forall i\in N \tag{4-2}$$

$$\sum_{j\in V_2} x_{0jk}=1,\ \forall k\in K \tag{4-3}$$

$$\sum_{i\in V_1} x_{i(|N|+1)k}=1,\ \forall k\in K \tag{4-4}$$

$$\sum_{j\in V_2} x_{ijk}=\sum_{j\in V_1} x_{jik},\ \forall i\in N,\forall k\in K \tag{4-5}$$

$$\sum_{i\in V_1} x_{i0k}=0,\ \forall k\in K \tag{4-6}$$

$$\sum_{j\in V_2} x_{(|N|+1)jk}=0,\ \forall k\in K \tag{4-7}$$

$$q_i \leqslant \sum_{k\in K}\sum_{j\in V_1} Q_k x_{ijk},\ \forall i\in N \tag{4-8}$$

$$\tau_{ik}+s_i+t_{ij}-\tau_{jk} \leqslant M(1-x_{ijk}),\ \forall i\in V_1,\forall j\in V_2,\forall k\in K \tag{4-9}$$

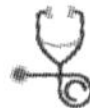

$$
\text{s.t.}\begin{cases}
0 \leqslant \tau_{ik} \leqslant L,\ \forall k \in K, \forall i \in V & (4\text{-}10)\\
\sum_{i \in V_1} x_{ijk} = \sum_{w \in W_i} z_{jkw},\ \forall j \in N, \forall k \in K & (4\text{-}11)\\
a_i^w - M(1 - z_{ikw}) \leqslant \tau_{ik} \leqslant b_i^w + M(1 - z_{ikw}), \forall i \in N, \forall k \in K, \forall w \in W_i & (4\text{-}12)\\
y_{kg} \leqslant \sum_{i \in V_1}\sum_{j \in V_2} x_{ijk} u_{ig} \leqslant M y_{kg},\ \forall k \in K, g \in G_1 & (4\text{-}13)\\
\sum_{g \in G_1} y_{kg} o_g + \sum_{i \in V_1}\sum_{j \in V_2}\sum_{g \in G_2} x_{ijk} u_{jg} o_g \leqslant O,\ \forall k \in K & (4\text{-}14)\\
y_{kg} \in \{0,1\},\ \forall k \in K, \forall g \in G_1 & (4\text{-}15)\\
z_{ikw} \in \{0,1\},\ \forall i \in N, \forall k \in K, \forall w \in W_i & (4\text{-}16)\\
x_{ijk} \in \{0,1\},\ \forall i \in V, \forall j \in V, \forall k \in K & (4\text{-}17)
\end{cases}
$$

目标函数式（4-1）为最小化固定成本、路径成本、服务成本和时间窗惩罚成本的总和；约束式（4-2）表示每个患者点有且仅有一个医护人员对其访问；约束式（4-3）~式（4-5）表示出发起点和返回的终点为医护中心，除了起点和终点外还需要访问不同患者，保证访问一个患者后，再从这个患者离开；约束式（4-6）表示医护人员不能返回点 0；约束式（4-7）表示点$|N|+1$不能作为出发点；约束式（4-8）表示技能需求匹配；约束式（4-9）表示医护人员相继到达两个患者的时刻之间的关系；约束式（4-10）表示医护人员只能在工作时间范围内到达每个患者；约束式（4-11）表示第 k 个医护人员到达患者 j 并在其中一个时间窗内服务（保证变量 x_{ijk} 和 z_{ikw} 的一致性）；约束式（4-12）表示第 k 个医护人员在第 i 个患者的第 w 个服务时间窗内到达；约束式（4-13）表示可重复使用的医疗物资是否被医护人员携带；约束式（4-14）表示医护人员携带的医疗物资总容量不能超过上限；约束式（4-15）~式（4-17）为 0-1 变量约束条件。

4.2.2　主问题模型

模型[P_2]是一种包含成千上万变量和参数的混合整数线性规划模型，尤其是当患者点数量增多，变量与约束也急剧增多，求解就更加困难，甚至难以获得精确解。由于 D-W 分解原理可以把繁杂的线性规划模型转化为较为简单的线性规划模型以及一些规模较小的子规划，进而减少了复杂程度，也便于求解。于是本章节采用 D-W 基本原理将原模型[P_2]分解为基于访问路径的主问题和多个考虑物资约束的最短路定价子问题。

主问题的参数与变量如表 4-2 所示。

表 4-2　主问题模型的参数与变量

符号		含义
参数	r	医护人员的访问路径
	R_k	医护人员 k 的所有访问路径集合，则 $r \in R_k$
	c_{rk}	医护人员 k 访问路径 r 的总成本
变量	θ_{rk}	医护人员 k 访问了路径 r 为 1，否则为 0（0-1 变量）
	α_{irk}	在医护人员 k 访问路径 r 时服务了患者 i 为 1，否则为 0（0-1 变量）
	ρ_{ijrk}	医护人员 k 经过了路径 r 中的弧 (i,j) 为 1，否则为 0（0-1 变量）
	d_{irw}	在路径 r 中的患者 i 的第 w 时间窗服务为 1，否则为 0（0-1 变量）

由原问题和主问题之间的关系可知：

$$c_{rk} = cf_k + \sum_{i \in V_1} \sum_{j \in V_2} c_{ij} \rho_{ijrk} + \sum_{i \in V_1} \sum_{j \in V_2} cs_k s_i \rho_{ijrk} + \sum_{i \in N} \sum_{w \in W_i} ct_{iw} d_{irw} \quad \forall k \in K, \forall r \in R_k \tag{4-18}$$

$$\alpha_{irk} = \sum_{j \in V_2} \rho_{ijrk} \quad \forall i \in N, \forall k \in K, \forall r \in R_k \tag{4-19}$$

$$x_{ijk} = \sum_{r \in R_k} \rho_{ijrk} \theta_{rk} \quad \forall i \in V_1, \forall j \in V_2, \forall k \in K \tag{4-20}$$

将式（4-18）~式（4-20）带入原模型中，经过变换整理可以得到主问题模型如下：

$$\min \sum_{k \in K} \sum_{r \in R_k} c_{rk} \theta_{rk} \tag{4-21}$$

$$\text{s.t.} \begin{cases} \sum_{k \in K} \sum_{r \in R_k} \alpha_{irk} \theta_{rk} = 1, \forall i \in N & (4\text{-}22) \\ \sum_{k \in K} \sum_{r \in R_k} \theta_{rk} \leqslant |K| & (4\text{-}23) \\ \theta_{rk} \in \{0,1\}, \forall k \in K, \forall r \in R_k & (4\text{-}24) \end{cases}$$

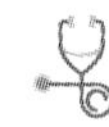

目标函数式（4-21）表示最小化总成本；约束式（4-22）表示每个患者被一个医护人员服务一次；约束式（4-23）表示医护人员数量不能超过总数；约束式（4-24）为 0-1 变量约束条件。

4.2.3　子问题模型

由于所有医护人员访问路径的数量成千上万，较难求解主问题。因此基于列生成算法的基本原理，需要放松约束式（4-22）和式（4-24）来松弛主问题，然后根据初始解加入可行路径，从而得到受限主问题，通过计算受限主问题得到对偶变量值，并加入子问题，再通过子问题求解可以降低成本的可行路径加入受限主问题计算，直到不能找到降低成本的可行路径为止。

根据对偶理论，可以得到受限主问题的对偶模型如下所示：

$$\max \sum_{i \in N} \pi_i + m\pi_0 \tag{4-25}$$

$$\text{s.t.} \begin{cases} \sum_{i \in N} \alpha_{irk}\pi_i + \pi_0 \leqslant c_{rk}, \forall k \in K, \forall r \in R_k & (4\text{-}26) \\ \pi_i \geqslant 0, \forall i \in N, \pi_0 \leqslant 0 & (4\text{-}27) \end{cases}$$

其中，π_i 、π_0 分别为约束式（4-22）和式（4-23）的对偶变量，根据对偶模型可知受限主问题的检验数 $\bar{c}_{rk}$ 表示如下：

$$\begin{aligned} \bar{c}_{rk} = c_{rk} - \sum_{i \in N} \alpha_{irk}\pi_i - \pi_0 = cf_k + \sum_{i \in V_1}\sum_{j \in V_2} \rho_{ijrk}(c_{ij} - \pi_i) + \\ \sum_{i \in V_1}\sum_{j \in V_2} cs_k s_i \rho_{ijrk} + \sum_{i \in N}\sum_{w \in W_i} ct_{iw} d_{irw} \end{aligned} \tag{4-28}$$

根据单纯形法原理，把检验数 $\bar{c}_{rk} < 0$ 的路径加入主问题则可以优化目标函数，以检验数为子问题的目标函数，找到使得检验数 $\bar{c}_{rk} < 0$ 的可行路径，故子问题模型如下：

$$\min \bar{c}_{rk} = cf_k + \sum_{i \in V_1}\sum_{j \in V_2} x_{ijk}(c_{ij} - \pi_i) + \sum_{i \in V_1}\sum_{j \in V_2} cs_k s_i x_{ijk} + \sum_{i \in N}\sum_{w \in W_i} ct_{iw} z_{ikw} \tag{4-29}$$

上式的约束条件为式（4-3）~式（4-17）。

4.3 算法设计

本节主要介绍分支定价算法，该算法由列生成和分支定界组成。其中列生成算法中包含初始解生成、求解子问题的精确标签算法和启发式标签算法，分支定界算法主要核心为分支策略。

4.3.1 列生成算法流程

通过变邻域搜索获得初始解加入受限主问题中，列生成算法就可以迭代运行。列生成算法的核心计算在于定价子问题的求解，本章的定价子问题实质为带物资约束的多时间窗的最短路子问题，该问题求解困难，动态规划算法效率不够高，故设计求解定价子问题的启发式算法。先采用启发式算法快速获得部分有效路径，再通过动态规划算法获得全部有效路径。列生成算法流程如图 4-1 所示。

4.3.2 初始解生成

分支定价算法迭代初期，需要找到部分可行路径加入受限主问题中求解，才能根据条件判断后面的步骤迭代运算。通常情况下使用启发式算法快速获得较优的初始解，减少列生成运行时间。考虑携带医疗物资的多时间窗家庭医护人员调度问题比第 3 章的问题增加了多个服务时间窗的选择，解空间增大，造成求解更加复杂。随机贪心算法不能获得一个较优的初始解，为了提高初始解质量，采用变邻域搜索算法获得初始解（Variable Neighborhood Search，VNS）。在以往的研究中，已经有学者设计变邻域搜索算法能有效地求解多时间窗的车辆路径问题。变邻域搜索算法是一种经过改进的局部搜索算法，它可以在尽可能短的时间内获得局部最优解。它主要由变邻域下降和邻域扰动两个部分所组成，利用不同邻域算子形成的邻域结构进行交替搜索，直到算法结束。

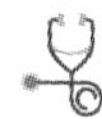

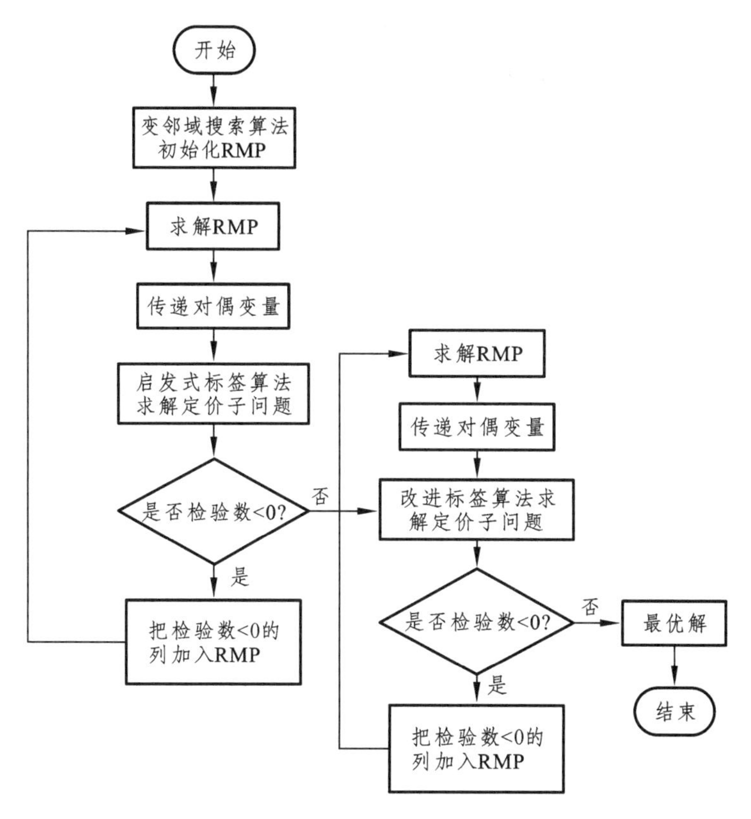

图 4-1　列生成算法流程

本节设计的变邻域搜索算法采用随机贪心算法获得初始解，随机贪心算法流程同 3.3.2 节，然后结合 Ferreira 等人研究中提出的邻域算子，设计了适合本问题的 6 种邻域算子用于邻域搜索和扰动来提高解的质量。变邻域搜索算法框架如下，需要的数学符号表示为：设用于扰动的邻域结构为 $N_k(k < k_{\max})$，最多有 $k_{\max}$ 种邻域结构；设用于局部搜索的邻域结构为 $N_l(l < l_{\max})$，最多有 $l_{\max}$ 种邻域结构；随机贪心算法获得初始解为 S；由扰动获得的邻域解为 S^*，由可变邻域下降获得的局部最优解为 S^{**}。

	算法框架
1	Input 用于扰动的邻域结构 $N_k(k<k_{max})$，用于变邻域下降的邻域结构 $N_l(l<l_{max})$，采用随机贪心算法获得初始解 S
2	While $k<k_{max}$ Do
3	以第 k 种邻域结构 N_k 扰动初始解 S，得到邻域解 S^*
4	对邻域解 S^* 采用变邻域下降产生局部最优解 S^{**}
5	While $l<l_{max}$ Do
6	对以邻域解 S^* 执行第 l 种邻域结构 N_l，得到局部解最优解 S^{**}
7	如果 $f(S^{**})<f(S^*)$，则 $S^*=S^{**}$，$l=1$；否则 $l=l+1$
8	End While
9	如果 $f(S^*)<f(S)$，则 $S=S^*$，$k=1$；否则 $k=k+1$
10	End While
11	Output 最优解 S

本算法使用的 6 种邻域算子包括 2 种路径内邻域算子和 4 种路径间邻域算子。在算法执行中，邻域扰动次数 k_{max} 为 4 次，每次随机从 3 种路径间的邻域算子（见图 4-2 ~ 图 4-4）中选择一种作为第 k 次的邻域结构 N_k。变邻域下降算法执行次数 l_{max} 为 6 次，采用的邻域结构包含 2 种路径内邻域算子和 4 种路径间的邻域算子。当执行所有的邻域结构时，如果交换患者点后的服务时间窗、可携带医疗物资的最大容量等约束被违背时，就不执行该操作，以保证解的可行性。当执行路径间邻域算子的邻域结构时，如果交换的不同路径属于不同技能级别医护人员的访问路径，只能交换路径中技能级别需求低于选出路径中的技能级别最低的医护人员的患者点，保证每个患者只能被技能级别高于其需求的医护人员服务。

路径内邻域算子如下：

（1）更换一个点位置（见图 4-2），随机将路径内的某一患者点从当前位置移动到该路径的另外一个位置。

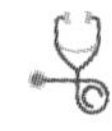

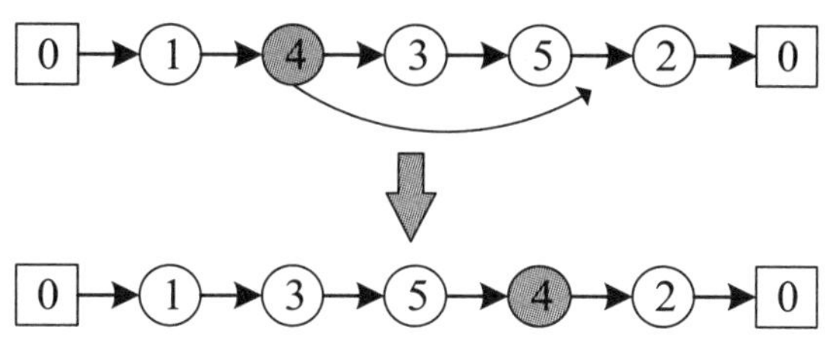

图 4-2 路径内更换一个点位置

（2）更换两个点位置（见图 4-3），随机将某一条路径中的任意两个患者点位置交换。

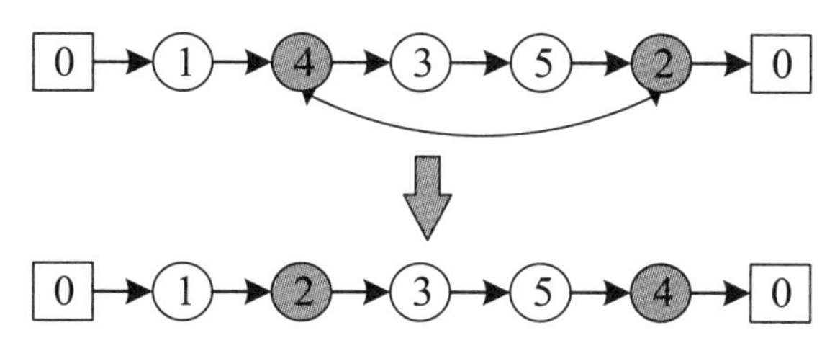

图 4-3 路径内更换两个点位置

路径间邻域算子如下：

（1）更换一个点位置（见图 4-4），随机将一条路径的一个患者点插入另外一条路径的一个位置。

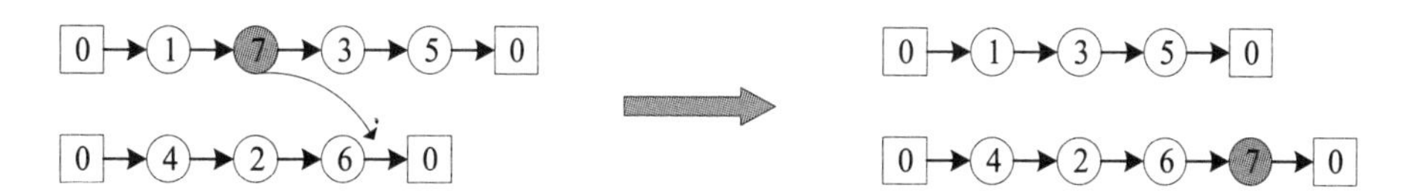

图 4-4 路径间更换一个点位置

（2）更换两个点位置（见图 4-5），随机将两条路径上的两个患者点位置交换。

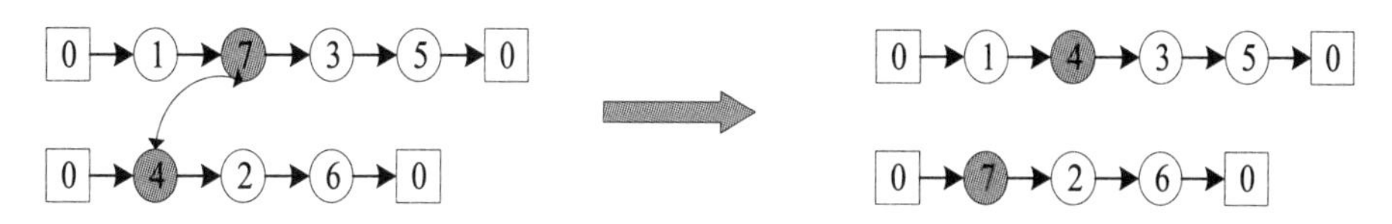

图 4-5 路径间更换两个点的位置

（3）更换三个点位置（见图 4-6），随机将三条路径上的三个患者点位置交换。

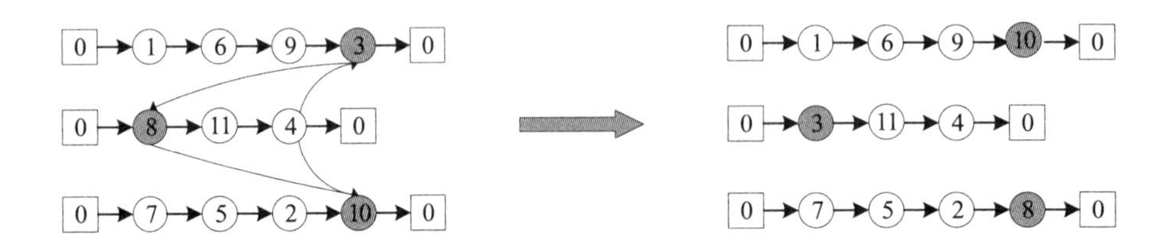

图 4-6　路径间更换三个点的位置

（4）更换连续两个点位置（见图 4-7），随机将两条路上连续两个患者点位置交换。

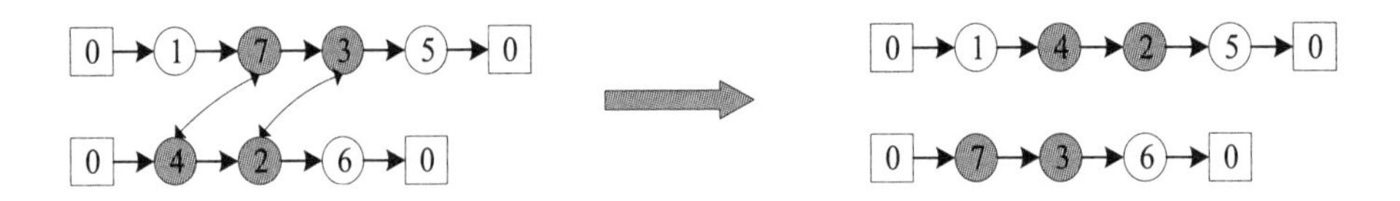

图 4-7　路径间更换连续两个点的位置

4.3.3　求解子问题的动态规划算法

本章的定价子问题同第 3 章的子问题一样都是属于带物资约束的基本最短路径问题，同样可以使用动态规划算法求解。但是本章的定价子问题因为有多个时间窗，于是在标签定义、扩展规则、支配规则上有些许不同。其动态规划算法（精确标签算法）描述如下。

4.3.3.1　标签定义

在精确标签算法中，医护人员每访问一个患者就形成一个标签状态，每个标签状态由标签 $L(i,w_i,\tau_i,q_i,E_i,h_i,\overline{c}_i,V_i,D_i)$ 表示。标签中各个元素定义如表 4-3 所示。

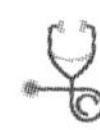

表 4-3　标签元素的定义

符号	含义
i	当前访问的患者 i
w_i	在患者点 i 处选择的服务时间窗
τ_i	医护人员在患者 i 处的开始服务时间
q_i	该路径服务的医护人员的最高需求等级
E_i	是一个 $\lvert G_1 \rvert$ 维向量，标记可重复使用医疗物资 $g \in G_1$ 是否被携带，携带为 1，否则为 0
h_i	到达患者点 i 处需要的可携带医疗物资总体积
$\overline{c}_i$	路径到达患者的检验数
V_i	记录当前子路径在访问 i 点后的已访问患者集合
D_i	记录当前点 i 的可达点集合

4.3.3.2　扩展规则

从医护中心开始生成初始标签 $L_0(i,w_i,\tau_i,q_i,E_i,h_i,\overline{c}_i,V_i,D_i)=(0,0,0,0,E,0,0,V_0,N)$，然后通过遍历可到达点集合 D 扩展新的标签，直到不能扩展标签为止。假如当前患者点 i 的标签为 $L_i(i,w_i,\tau_i,q_i,E_i,h_i,\overline{c}_i,V_i,D_i)$，从集合 D_i 中选出点 j 扩展新标签为 $L_j(j,w_j,\tau_j,q_j,E_j,h_j,\overline{c}_j,V_j,D_j)$，其扩展规则如下：

（1）$w_j = w$；

（2）$\tau_j = \max\{\tau_i + s_i + t_{ij}, a_j^{w_j}\}$；

（3）$d_j = \max\{d_i, d_j\}$；

（4）$E_j(\eta_l) = \begin{cases} \eta_l + 1, & u_{jl} = 1, \eta_l = 0; \\ \eta_l, & \text{其他}; \end{cases}$

（5）$\overline{c}_j = \overline{c}_i + \overline{c}_{ij}$；

（6）$V_j = V_i + j$；

（7）$D_j = D_i - j - \{l : (j,l) \in A / \tau_j + s_j + t_{jl} + ts_l > e_l \text{ or } h_j + o_l(G_1) + \sum_{g \in G_2} u_{lg} o_g > O\}$。

4.3.3.3 支配规则

当问题的规模逐渐增大时，标签数量指数增加，标签算法的效率逐步降低，通过支配规则可以删掉被支配的标签，大幅减少标签数量，提高算法速度。假设访问节点 i 的两个标签 $L_i(i,w_i,\tau_i,q_i,E_i,h_i,\overline{c}_i,V_i,D_i)$ 和 $L_i^*(i,w_i^*,\tau_i^*,q_i^*,E_i^*,h_i^*,\overline{c}_i^*,V_i^*,D_i^*)$，符合以下支配规则时，标签 L_i^* 支配 L_i。

(1) $\tau_i^* \leqslant \tau_i$；（2）$q_i^* \leqslant q_i$；（3）$h_i^* \leqslant h_i$；（4）$\overline{c}_i^* \leqslant \overline{c}_i$；（5）$D_i^* \supseteq D_i$。

4.3.3.4 精确标签算法框架

精确标签算法框架如下所示。框架流程中的变量解释为：设 L 为所有生成的标签集合，UL 为未经过支配规则处理的标签集合，PL 为满足路径物资约束、检验数小于零、到达点$|N|+1$ 的已经过支配规则处理的标签集合，H_i 为患者点 i 的全部标签集合，L_i 为起始点标签。当得到过多路径加入 RMP 中，使得列生成算法效率降低，故设置算法寻找到一定数量（如患者总数的 4 倍）的可行路径就停止搜索，加速列生成算法。*Max* 表示最大可行路径数量，*Size* 表示标签集合中标签数量。

	算法框架
1	初始化标签 L_0，令 $UL=\{L_0\},PL=\{\varnothing\},L=\{L_0\}$
2	While *Size*(*UL*)>0 && *Size*(*PL*)<*Max* Do
3	从 *UL* 中选出检验数最小的标签作为当前扩展标签 L_i^{cur}
4	对标签 L_i^{cur} 对应患者 i 点的所有标签 H_i 依次采用支配规则判断
5	若检查的标签被支配，则从 *UL*、*PL*、*L* 中删除
6	判断标签 L_i^{cur} 是否被支配，若未被支配
7	判断标签是否到达$\|N\|+1$
8	若到达$\|N\|+1$,判断检验数是否小于零,若满足条件则 *PL* 添加 L_i^{cur}
9	若未到达$\|N\|+1$，根据扩展规则扩展标签，并把标签存入 *UL* 和 *L*
10	End While
11	遍历标签集合 *PL*，得到所有可行路径

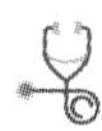

4.3.4　求解子问题的启发式算法

动态规划算法是一种精确算法，可以求出最优解，在计算过程中产生大量标签，使得效率降低。本章的定价子问题含有多个时间窗，问题更加复杂，为了加速定价子问题的求解，根据动态划算法调整标签扩展规则和支配规则，得到求解定价子问题的启发式算法（启发式标签算法）。因此，本章也应用启发式标签算法求解定价子问题。在每次列生成算法迭代过程中，首先执行启发式标签算法，当启发式标签算法不能找到检验数为负的有效路径时，启动精确标签算法求解定价子问题。

启发式标签算法在精确标签算法的基础上，减少标签中可到达节点集合 D_i 中的数量，放宽支配规则。由于定价子问题是带物资约束的多时间窗最短路径问题，每个患者有多个服务时间窗选择，使得在标签扩展中的可到达节点集合 D_i 中的可到达点数量增加，所以标签的数量随之增加。标签数量的激增影响列生成算法效率，于是减少可到达节点集合 D_i 中的可到达点数量。计算这些可到达点加入路径后使得路径总成本增加的值，按从小到大的顺序保留一半的可到达点数量，在减少标签总数量的同时保留了能找到较低成本路径的标签，最终加速列生成。Liberatore，Irnich 和 Desaulniers 也通过放宽支配规则的启发式标签算法求解定价子问题，并取得较好的结果。在本章的启发式标签算法中放宽支配规则“（5）$D_i^* \supseteq D_i$”，其他定义不变。由于减少可达点数量和放宽支配规则，启发式的算法不保证能找到最优解。因此在使用完启发式标签算法后启动精确标签算法计算定价子问题。

4.3.5　分支策略

分支定价算法效率的提升还需制定有效的分支策略，一个有效的分支策略既可以在维持搜索树平衡的前提下快速删除分数解，又可以同一时间找到整数解。本章的问题同第 3 章问题有相同的属性，于是使用的基于弧的分支策略，当医护人员经过弧 (i,j) 的变量 $\phi_{ij}=\sum_{k\in K}\sum_{r\in R_k}\rho_{ijrk}\theta_{rk}$ 为分数时，本章选择最优解中 $\phi_{i^*j^*}$ 最接近 0.5 的弧 (i^*,j^*) 分支，直到找到整数解，分支产生的两个子节点，需要对子节点中的数据进行处理。如果第一个分支选择弧(i^*,j^*)，则$\phi_{i^*j^*}=1$，为了保证最优解中存在弧(i^*,j^*)，需要将其他所有到达患者点j^*的弧和其他所有离开患者点i^*的弧删除，并在已经生成的访问路径中删除包含此弧的路径，重新计算；其次第二个分支就删除弧(i^*,j^*)，则$\phi_{i^*j^*}=0$。为了保证最优解中不存在弧(i^*,j^*)，需要将弧(i^*,j^*)删除，并删除已有访问路径中包含弧(i^*,j^*)的路径，再重新计算。

4.3.6 改进分支定价算法流程

改进分支定价算法同样由外部分支定界和内部列生成构成。主要的改进体现在以下两点，第一使用了变邻域搜索算法找到一个较好的初始解，第二增加启发式算法求解定价子问题。改进分支定价算法的具体流程如图 4-8 所示。

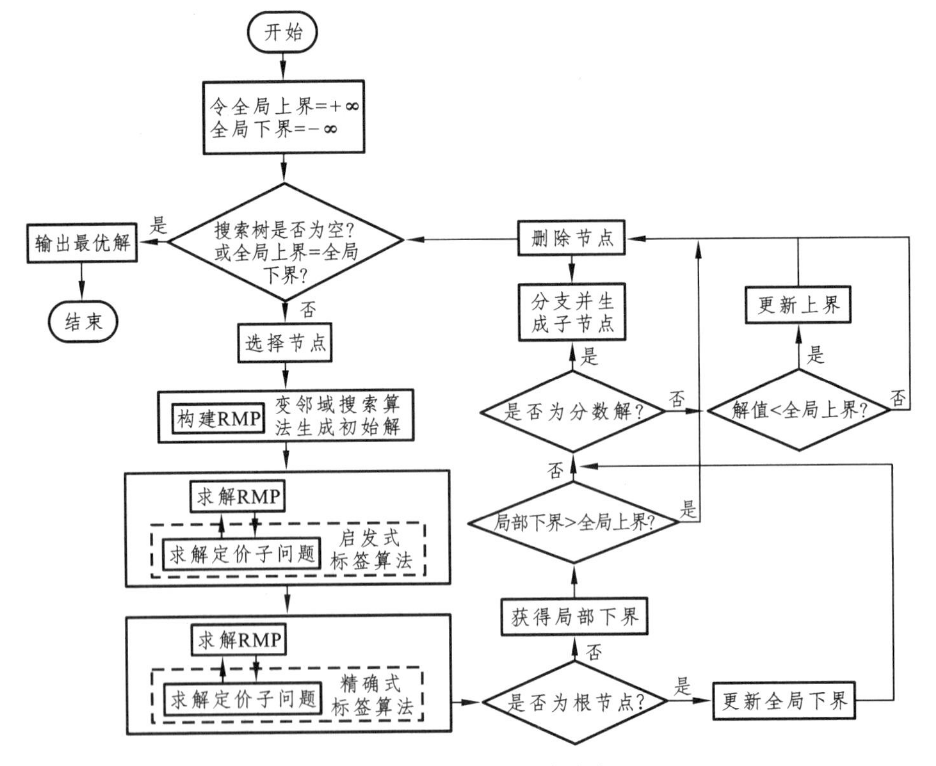

图 4-8 改进分支定价算法流程

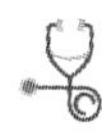

4.4　数值实验

本节主要采用数值实验对问题展开特性分析、检验模型准确性并分析算法性能。其中，4.4.1 节采用了小规模算例实现问题特性分析，4.4.2 节经过对不同规模算例实验，并与 CPLEX 软件的计算结果比较，最好改进分支定价算法通过 Java 语言编程完成，全部数据都在处理器为 11th Gen Intel（R）Core（TM）i7-1165G7 @ 1.7 ~ 2.8 GHz（8 CPU）的计算机上进行实验。

4.4.1　算法性能分析

通过对比 CPLEX 软件计算结果与改进分支定价算法的计算结果验证算法准确性，每个算例只运行一次，并且每次改进分支定价算法和 CPLEX 软件运行时间限制设置为 7 200 s，若超出时间限制则输出当前最好解。4.4.2.1 节为算例测试说明，4.4.2.2 节采用小规模算例验证模型与算法的准确性，4.4.2.3 节和 4.4.2.4 节采用中、大规模算例验证算法效率。在表 4-5 ~ 表 4-8 中，*Obj* 表示算法求解的目标函数值，*T* 表示算法运行时间，*Gap* 表示 CPLEX 软件与分支定价算法得到最好解的相对偏差，下划线表示当前计算停止的可行解。

4.4.1.1　测试算例说明

实验的算例生成方式同第 3 章，其中时间窗的设置不同。本章算例设定每个患者最多由两个互不重叠的服务时间窗，时间窗由时间窗中心和宽度组成，分别是均匀分布在 $U[e_0+t_{0i},l_0-t_{i0}-s_i]$ 和 $U[60,120]$之间的随机整数，对两个时间窗的惩罚成本设置为均匀分布在 $U[0,10]$之间的随机整数。

4.4.1.2　小规模算例测试分析

表 4-4 列出了包含 10 个患者的算例运算结果。从表中可以发现，两者计算结果的一致性证明了本章给出的模型与改进分支定价算法的正确性。改进分支定价算法在平均计算时间 0.46 s 得到了最优解；相比之下，CPLEX 软件

的平均计算时间为 81.68 s，均没有本章所提出的改进分支定价算法的效果好，故改进分支定价算法对于小规模算例在求解质量和求解效率上都表现出色。

表 4-4　包含 10 个患者算例求解结果

|N|=10	BP		CPLEX		Gap/%
	Obj	*T*/s	*Obj*	*T*/s	
R10_1	1 350.7	0.22	1 350.7	21.35	0.00
R10_2	1 555.8	0.60	1 555.8	80.12	0.00
R10_3	1 395.3	0.09	1 395.3	88.60	0.00
R10_4	1 418.8	0.39	1 418.8	28.42	0.00
R10_5	1 413.9	0.14	1 413.9	34.64	0.00
R10_6	1 417.5	0.23	1 417.5	42.31	0.00
R10_7	1 261.8	1.74	1 261.8	125.16	0.00
R10_8	1 397.6	0.10	1 397.6	172.82	0.00
R10_9	1 445.6	0.16	1 445.6	121.56	0.00
R10_10	1 237.1	0.98	1 237.1	101.79	0.00
平均	—	0.46	—	81.68	0.00

注：由于 *T* 和 *Gap* 的平均值能反映算法性能，此处仅计算 *T* 和 *Gap* 的平均值。

4.4.1.3　中规模算例测试分析

包含 20 个和 30 个患者算例求解结果见表 4-5 和 4-6。

表 4-5　包含 20 个患者算例求解结果

|N|=20	BP		CPLEX		Gap/%
	Obj	*T*/s	*Obj*	*T*/s	
R20_1	2 424.2	10.69	2 480.0	7 200	2.30
R20_2	2 392.1	5.70	2 492.5	7 200	4.20
R20_3	2 765.2	3.36	2 934.0	7 200	6.10
R20_4	2 780.0	1.81	2 786.8	7 200	0.24
R20_5	2 664.1	1.41	2 832.6	7 200	6.32

续表

$\|N\|$=20	BP		CPLEX		Gap/%
	Obj	T/s	Obj	T/s	
R20_6	2 507.2	4.97	2 578.1	7 200	2.83
R20_7	2 745.4	1.02	2 779.7	7 200	1.25
R20_8	2 513.8	13.94	2 651.2	7 200	5.47
R20_9	2 842.7	1.67	2 977.1	7 200	4.73
R20_10	2 745.6	1.91	2 893.4	7 200	5.38
平均	—	4.65	—	7 200	3.88

注：由于 *T* 和 *Gap* 的平均值能反映算法性能，此处仅计算 *T* 和 *Gap* 的平均值。

表 4-6　包含 30 个患者算例求解结果

$\|N\|$=30	BP		CPLEX		Gap/%
	Obj	T/s	Obj	T/s	
R30_1	3 759.7	133.73	3 908.60	7 200	3.96
R30_2	3 807.6	35.58	4 034.90	7 200	5.97
R30_3	3 831.7	7.30	4 128.10	7 200	7.74
R30_4	3 866.0	45.15	3 983.00	7 200	3.03
R30_5	4 099.0	106.61	4 325.30	7 200	5.52
R30_6	3 956.6	184.82	4 162.50	7 200	5.20
R30_7	3 737.0	10.47	3 991.00	7 200	6.80
R30_8	3 168.2	76.01	3 440.70	7 200	8.60
R30_9	3 766.0	46.59	4 085.90	7 200	8.49
R30_10	3 951.4	17.13	3 964.30	7 200	0.33
平均	—	66.34	—	7 200	5.56

注：由于 *T* 和 *Gap* 的平均值能反映算法性能，此处仅计算 *T* 和 *Gap* 的平均值。

从实验结果可知，当患者规模$|N| = 20$时，改进分支定价算法在平均计算时间为 4.65 s 内获得了最优解；相比之下，CPLEX 软件在 7 200 s 内没有求出最优解，并且 CPLEX 软件计算的当前解与本算法计算的最优解相比，平均相

对偏差为 3.88%，最高偏差可达 6.32%。当患者规模$|N| = 30$时，改进分支定价算法在平均计算时间为 66.34 s 内获得了最优解；相比之下，CPLEX 软件在 7 200 s 内没有求出最优解，并且 CPLEX 软件计算的当前解与本算法计算的最优解相比，平均相对偏差为 5.56%，最高偏差可达 8.60%。说明改进分支定价算法可以更快地找到问题最优解；对于中规模案例，验证了本文设计的分支定价算法在求解质量和求解效率上表现更优异。

4.4.1.4 大规模算例测试分析

包含 40、50 个患者算例求解结果见表 4-7。

表 4-7 包含 40、50 个患者算例求解结果

$\|N\|$=40	BP		$\|N\|$=50	BP	
	Obj	*T*/s		*Obj*	*T*/s
R40_1	5 116.0	49.98	R50_1	5 762.2	3 399.13
R40_2	5 166.5	66.38	R50_2	5 751.5	3 570.69
R40_3	5 034.9	345.38	R50_3	5 941.9	1 349.34
R40_4	4 925.7	172.87	R50_4	6 269.9	300.99
R40_5	5 164.3	449.76	R50_5	5 957.5	465.61
R40_6	5 292.1	823.08	R50_6	6 154.2	4 135.70
R40_7	5 254.0	1 055.61	R50_7	5 946.1	1 032.33
R40_8	4 841.9	575.20	R50_8	6 229.7	225.69
R40_9	4 648.8	850.02	R50_9	5 591.8	1 643.90
R40_10	4 827.5	121.61	R50_10	6 079.3	1 434.22
平均	—	445.99	平均	—	1 755.76

注：由于 T 的平均值能反映算法性能，此处仅计算 T 的平均值。

CPLEX 软件在 7 200 s 内未求出可行解，故未在表中列出。从实验结果可知，当患者数量$|N|$=40、50 时，改进分支定价算法能求出所有算例的最优解，平均运算时间分别为 445.99 s、1 755.76 s，最短运行时间分别为 49.98 s、225.69 s，最长运行时间分别为 1 055.61 s、4 135.70 s。因此，可以看出对于

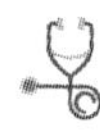

大规模算例改进分支定价算法可以得到最优解，对比 CPLEX 软件不能求解验证了本算法的有效性。随着患者人数的增加，计算时间也呈上升的趋势，对于同一规模大小的算例，求解时间存在大小差异，说明改进分支定价算法性能不仅与问题的规模存在联系，还受数据特征影响。对于大规模算例的求解时间在可接受范围内可以找到最优解。

4.4.2　问题特性分析

为了分析问题特性，构造 12 个患者基本信息如表 4-8 所示的算例。医护人员技能等级分为 {1,2,3}，他们的固定成本和服务成本分别为 {50,80,100} 和 {0.6,0.8,1}。在表 4-9 到 4-11 中，k_1、k_2、k_3、k_4 分别表示 4 个医护人员的编号，加下划线的路径表示与上一个计算结果相比发生变化；在访问路径上患者选择的时间窗编号中，1 表示选择第 1 个时间窗，2 表示选择第 2 个时间窗。

4.4.2.1　时间窗惩罚成本设置特性分析

为清楚体现时间窗惩罚成本设置对求解结果存在的影响。运用表 4-8 包含的 12 个患者的算例进行特性分析，其中将惩罚成本 ct_{i1} 全设置为 1，惩罚成本 ct_{i2} 依次设置为 1、2、3…，患者其他信息不变。设置 4 个技能级别分别为 {1,1,2,3} 的医护人员服务 12 个患者（患者信息同表 4-8）。算例测试结果在表 4-9 中，分别列出运营成本（固定成本、路径成本和服务成本）、总成本（运营成本和时间窗惩罚成本）、时间窗惩罚成本、访问路径和访问路径上患者选择的时间窗编号。

由表 4-9 可知，随着惩罚成本 ct_{i2} 逐渐增大，总成本和运营成本也逐渐增加，增大的幅度对调度方案会造成不同程度的影响。但 ct_{i2} 在一定范围内变化时，不会使得运营成本增加和访问路径改变，如在 1 ~ 8、9 ~ 62 之间变化，运营成本和访问路径不发生变化；当 $ct_{i2} \geqslant 63$ 时，运营成本和访问路径不再变化。这是因为在问题目标函数中考虑了患者的偏好程度，随着 ct_{i2} 增大，会优先选择惩罚成本较小的第一个时间窗服务，进而影响了医护人员的访问路径。

表 4-8　客户的基本信息

客户 i	坐标	s_i/min	q_i	$G_1=\{1,2,3,4\}$	$G_2=\{1,2,3,4\}$	$[e_i^1,l_i^1]$	ct_{i1}/元	$[e_i^2,l_i^2]$	ct_{i2}/元
1	(19,23)	42	2	[0,1,1,0]	[1,1,0,1]	[220,300]	7	[339,404]	2
2	(14,34)	39	3	[1,0,0,1]	[0,0,0,0]	[66,152]	4	[307,393]	6
3	(0,28)	47	1	[1,1,0,0]	[0,1,0,1]	[234,309]	7	[328,403]	1
4	(65,23)	45	1	[0,0,0,1]	[1,1,1,1]	[69,131]	6	[223,285]	8
5	(19,94)	37	3	[0,1,1,1]	[0,0,1,0]	[117,214]	2	[285,382]	8
6	(34,23)	68	2	[1,1,1,0]	[0,1,1,0]	[148,231]	5	[310,393]	10
7	(51,100)	76	1	[0,0,0,1]	[1,0,1,1]	[86,146]	10	[169,229]	2
8	(45,2)	74	1	[1,1,1,1]	[1,0,0,1]	[134,232]	1	[290,388]	5
9	(94,19)	55	2	[1,0,0,0]	[0,0,0,1]	[88,152]	2	[219,283]	7
10	(80,62)	37	1	[1,0,1,1]	[1,0,0,0]	[111,179]	9	[215,283]	2
11	(28,96)	53	2	[1,1,1,0]	[1,0,1,1]	[82,167]	3	[227,312]	8
12	(86,76)	62	1	[1,0,0,1]	[1,0,0,1]	[142,220]	3	[226,304]	5

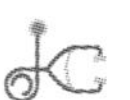

表 4-9　不同惩罚成本算例结果

惩罚成本	总成本/元	运营成本/元	时间窗惩罚成本/元	**访问路径**	访问路径时间窗编号
$ct_{i1}=1,ct_{i2}=1$	1 454.1		12	k_1：**0—10—12—4—8—13**	k_1：0—1—1—2—2—0
$ct_{i1}=1,ct_{i2}=2$	1 460.1		18	k_2：—	k_2：—
$ct_{i1}=1,ct_{i2}=3$	1 466.1	1 442.1	24	k_3：**0—9—6—1—3—13**	k_3：0—1—1—1—2—0
⋮	⋮		⋮	k_4：**0—2—7—11—5—13**	k_4：0—1—2—2—2—0
$ct_{i1}=1,ct_{i2}=8$	1 496.1		54		
$ct_{i1}=1,ct_{i2}=9$	1 502.0		52	k_1：**0—4—10—12—8—13**	k_1：0—1—1—1—2—0
$ct_{i1}=1,ct_{i2}=10$	1 507.0		57	k_2：—	k_2：—
$ct_{i1}=1,ct_{i2}=11$	1 512.0	1 450.0	62	k_3：**0—9—6—1—3—13**	k_3：0—1—1—1—2—0
⋮	⋮		⋮	k_4：**0—2—7—11—5—13**	k_4：0—1—2—2—2—0
$ct_{i1}=1,ct_{i2}=62$	1 767.0		317		
$ct_{i1}=1,ct_{i2}=63$	1 771.4		136	k_1：**0—4—10—12—8—13**	k_1：0—1—1—1—2—0
$ct_{i1}=1,ct_{i2}=64$	1 773.4	1 635.4	138	k_2：**0—7—3—13**	k_2：0—1—1—0
$ct_{i1}=1,ct_{i2}=65$	1 777.4		142	k_3：**0—9—6—1—13**	k_3：0—1—1—1—0
⋮	⋮		⋮	k_4：**0—5—11—2—13**	k_4：0—1—1—2—0

注：访问路径一栏 k：0—i—j—l—13 表示医护人员 k 从起点出发，先后访问患者 i，j，l 然后回到终点。

4.4.2.2 多时间窗以及对应偏好的特性分析

本节分析算例中包含多时间窗或单时间窗给调度带来的影响，以及是否考虑时间窗偏好对调度产生的作用。多时间窗算例与表 4-8 的包含 12 个患者的算例信息相同，单时间窗算例中的时间窗为保留多时间窗算例中惩罚成本较低的时间窗，其他信息相同。设置 5 个技能级别分别为{1,1,2,2,3}的医护人员服务这些患者。计算后对固定成本、服务成本、路径成本、运营成本（固定成本、服务成本和路径成本）四方面进行分析。首先在多时间窗的情况下，比较考虑患者满意度偏好最大化与不考虑患者满意度偏好算例的求解结果，如图 4-9 所示。

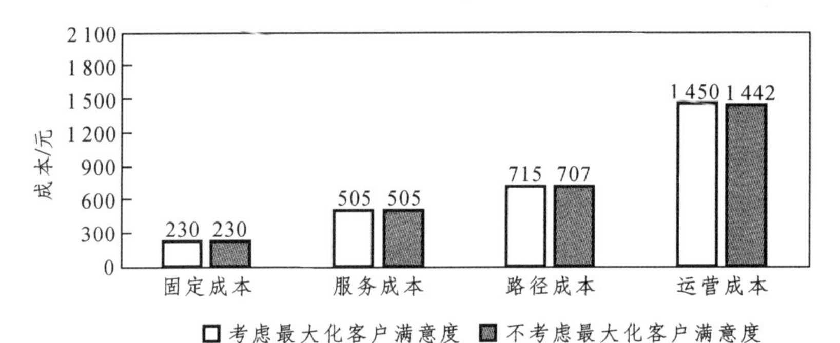

图 4-9 是否考虑最大化患者满意度算例的成本比较

其次在不考虑满意度情况下比较单时间窗和多时间窗算例的结果，如图 4-10 所示。

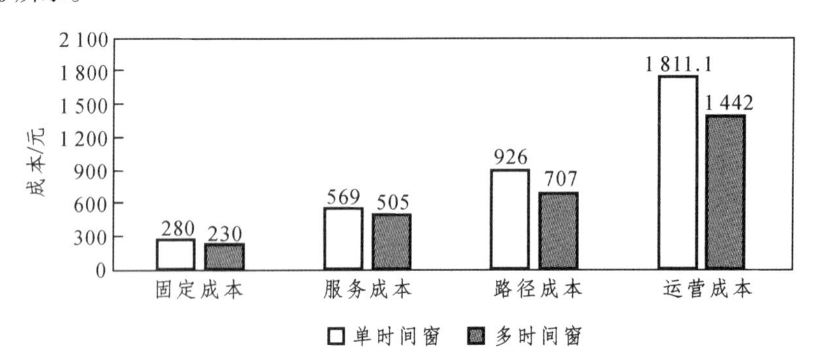

图 4-10 单时间窗和多时间窗算例的成本比较

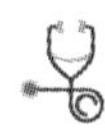

由图 4-9 可知，在多时间窗的情况下考虑最大化患者满意度的家庭医护人员调度比不考虑患者满意度运营成本增加了 0.56%，路径成本增加了 1.15%，固定成本和服务成本相同。增加了路径成本的原因主要是在为了使患者满意度最大化，选择了在患者满意度较高的时间窗进行服务，路径长度变大增加了路径成本进而增加了运营成本。运营机构需要在患者满意度和路径成本之间进行平衡。

由图 4-10 可知，多时间窗的算例比单时间窗算例节约了 25.59%的运营成本。患者有多个时间窗可以接受服务，医护人员的调度也变得更加灵活，访问路径中可以服务更多患者，减少了医护人员数量，于是固定成本和路径成本分别下降了 21.74%和 36.14%，访问路径改变也使得服务成本下降了 12.58%。因此，在实际中，医护中心管理者可以鼓励患者提供多个可接受服务的时间窗来灵活调整调度方案，可进一步降低运营成本。

4.4.2.3　最大容量 O 的特性分析

分析医护人员可携带医疗物资的最大容量 O 对路径调度的影响，取不同最大容量 O 的数值进行分析。设置 4 个技能级别分别为$\{1,1,2,3\}$的医护人员服务 12 个患者（信息同表 4-8）。表 4-10 为不同最大容量取值的算例结果。图 4-11、图 4-12 是以最大容量为横坐标，以总成本、总体积为纵坐标的折线图。

由表 4-10 可以看出，随着最大容量 O 的增大，对调度路径有不同程度的影响。当医护人员可携带医疗物资最大容量 O 取(0,24]时，无可行解；最大容量 O 取[25,30]时，解不同；最大容量 O 取 31 以上时，解相同。当最大容量 $O\geqslant 31$ 时，约束式（4-14）相当于没有限制调度路径，即此时最大容量 O 的取值对调度路径没有影响。随着最大容量 O 的增加，可以发现不同医护人员的医疗物资携带总量不均衡。如最大容量 O 取 25 时，医护人员的医疗物资携带总量在 22 ~ 25 波动；最大容量 O 取 29 时，医护人员的医疗物资携带总量在 15 ~ 29 波动。

表 4-10　不同最大容量取值的算例结果

最大容量 O/L	访问路径	访问路径时间窗编号	可重复物资携带情况	每条路径医疗资源携带总量/L	总成本/元	时间窗惩罚成本/元	总体积/L
(0,24]	—		—	—	—		—
25	k_1：0—4—8—13	k_1：0—1—1—0	k_1：[1, 1, 1, 1]	k_1：25	1 765.2	53	34
	k_2：0—7—10—12—13	k_2：0—1—2—2—0	k_2：[1, 0, 1, 1]	k_2：22			
	k_3：0—9—11—3—13	k_3：0—1—2—2—0	k_3：[1, 1, 1, 0]	k_3：24			
	k_4：0—2—5—6—1—13	k_4：0—1—1—2—2—0	k_4：[1, 1, 1, 1]	k_4：25			
26	k_1：0—4—8—13	k_1：0—1—1—0	k_1：[1, 1, 1, 1]	k_1：25	1 693.3	53	34
	k_2：0—7—10—12—13	k_2：0—1—2—2—0	k_2：[1, 0, 1, 1]	k_2：22			
	k_3：0—9—1—3—13	k_3：0—1—2—2—0	k_3：[1, 1, 1, 0]	k_3：23			
	k_4：0—2—5—11—6—13	k_4：0—1—1—2—2—0	k_4：[1, 1, 1, 1]	k_4：26			
[27,28]	k_1：0—4—8—13	k_1：0—1—1—0	k_1：[1, 1, 1, 1]	k_1：25	1 653.6	48	34
	k_2：0—7—10—12—13	k_2：0—1—2—2—0	k_2：[1, 0, 1, 1]	k_2：22			
	k_3：0—9—6—1—13	k_3：0—1—1—2—0	k_3：[1, 1, 1, 0]	k_3：22			
	k_4：0—2—5—11—3—13	k_4：0—1—1—2—2—0	k_4：[1, 1, 1, 1]	k_4：27			
[29,30]	k_1：0—8—13	k_1：0—1—0	k_1：[1, 1, 1, 1]	k_1：15	1 621.0	44	34
	k_2：0—4—12—10—13	k_2：0—1—1—2—0	k_2：[1, 1, 1, 1]	k_2：24			
	k_3：0—9—6—1—3—13	k_3：0—1—1—2—2—0	k_3：[1, 1, 1, 0]	k_3：28			
	k_4：0—2—7—11—5—13	k_4：0—1—2—2—2—0	k_4：[1, 0, 1, 1]	k_4：29			
[31,+∞)	k_1：—	k_1：—	k_1：—	k_1：—	1 498.2	48	26
	k_2：0—4—12—10—8—13	k_2：0—1—1—2—2—0	k_2：[1, 1, 1, 1]	k_2：31			
	k_3：0—9—6—1—3—13	k_3：0—1—1—2—2—0	k_3：[1, 1, 1, 0]	k_3：28			
	k_4：0—2—7—11—5—13	k_4：0—1—2—2—2—0	k_4：[1, 1, 1, 1]	k_4：29			

注：访问路径一栏 k：0—i—j—l—13 表示医护人员 k 从起点出发，先后访问患者 i，j，l 然后回到终点。

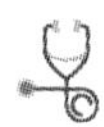

随着最大容量 O 的增大，还可以发现时间窗惩罚成本大致是先减少再增加至不变的趋势。当最大容量 O 从 25 增加至 26 时，患者 11 从路径 k_3 到路径 k_4，患者 1 从路径 k_4 到路径 k_3，调度路径不同但时间窗惩罚成本相同，原因在于患者从一条路径换到另一条路径的访问时间窗没有发生改变，故时间窗惩罚成本不变。当最大容量 O 由 30 增加至 31 时，虽然时间窗惩罚成本增加但可重复医疗物资总量和总成本下降，原因在于最大容量 O 的上升导致了医护人员所携带的可重复医疗物资能够服务更多患者，因此可重复医疗物资总量和总成本降低，但由于医护人员访问了更多的患者，会导致患者不能在满意度更高的时间窗被服务，所以时间窗惩罚成本增加。因此，最大容量 O 的取值大小对患者的时间窗选择产生了一定的影响，可能会导致患者时间窗满意度下降，医护中心管理者可以通过调整最大容量 O 的大小提高患者满意度。

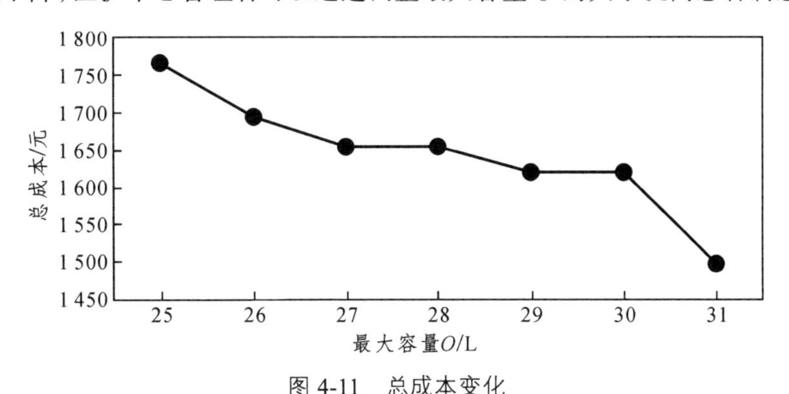

图 4-11　总成本变化

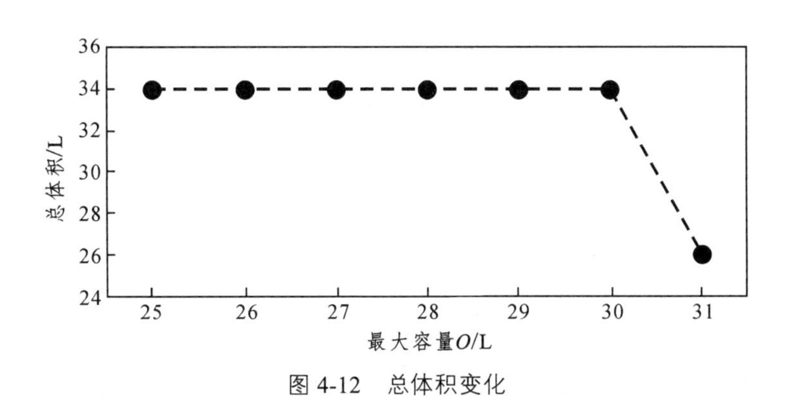

图 4-12　总体积变化

从图 4-11 可以看出，随着最大容量 O 的增大总成本逐渐减少，原因主要为最大容量 O 的增加使得每个医护人员可以服务更多的患者，路径安排更加灵活，于是路径成本减少。由图 4-12 可以看出，随着最大容量 O 的增大可重复使用医疗物资总量呈现逐渐减少的趋势，原因主要是单个医护人员可以携带的医疗物资增加，对路径的限制减少，使等量的可重复使用医疗物资在同一路径上服务更多的患者。

4.4.2.4 可重复使用医疗物资占比大小的特性分析

为了分析可重复使用医疗物资在总物资占比大小对调度路径的影响，使用 4 个技能等级分别为{1,1,2,3}的医护人员服务 12 个患者（信息同表 4-8）。修改患者的医疗物资 G_1 的种类，设置医疗物资 G_1 的种类按照{1,2,3,4}、{1,2,3}、{1,2}、{1}划分，携带情况不变，可携带医疗物资的最大容量 O 为 27，然后进行算例测试。表 4-11 为不同比例的可重复使用医疗物资测试结果。

由表 4-11 可知，随着可重复使用医疗物资占总物资比例的增大，医护人员的路径成本越高，时间窗惩罚成本不变，调度路径发生变化。如当可重复使用医疗物资种类从{1}变化为{1,2}时，由于增加了医疗物资{2}使得 k_1 医护人员的路径从 0—9—7—1—11—6—0 变为 0—9—7—12—11—0，主要原因在于增加了可重复使用医疗物资{2}的调度，使得原来路径总体积数从 27 变为 29，但 29 超过医护人员可携带医疗物资的最大容量 O，因此重新调整该路径来满足条件。当可重复使用医疗物资占总物资比例增大，对路径的影响程度增加，限制了医护人员的访问路径调度，所以总成本增加。简而言之，医疗物资的特性对医护人员的访问路径调度有重要影响，医护中心决策者需要综合考虑医疗物资调度和医护人员访问路径调度才能使得路径调度合理化。

4.5 本章小结

本章研究了基于医疗物资调度的多时间窗家庭医护人员调度优化问题。在上述第 3 章问题的基础上，通过考虑患者对服务时间窗多个可选，并设定

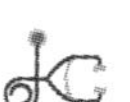

表 4-11 不同比例的可重复使用医疗物资测试结果

医疗物资 G_1 种类	访问路径	访问路径时间窗编号	可重复物资携带情况	医护人员携带医疗资源总量/L	总成本/元	时间窗惩罚成本/元
{1}	k_1：0—4—12—10—8—13	k_1：0—1—1—2—2—0	k_1：[1]	k_1：22	1 498.2	48
	k_2：—	k_2：—	k_2：—	k_2：—		
	k_3：0—9—6—1—3—13	k_3：0—1—1—2—2—0	k_3：[1]	k_3：23		
	k_4：0—2—7—11—5—13	k_4：0—1—2—2—2—0	k_4：[1]	k_4：20		
{1,2}	k_1：0—4—12—10—8—13	k_1：0—1—1—2—2—0	k_1：[1,1]	k_1：24	1 498.2	48
	k_2：—	k_2：—	k_2：—	k_2：—		
	k_3：0—9—6—1—3—13	k_3：0—1—1—2—2—0	k_3：[1,1]	k_3：25		
	k_4：0—2—7—11—5—13	k_4：0—1—2—2—2—0	k_4：[1,1]	k_4：22		
{1,2,3}	k_1：0—4—12—10—8—13	k_1：0—1—1—2—2—0	k_1：[1,1,1]	k_1：27	1 577.0	48
	k_2：0—3—13	k_2：0—2—0	k_2：[1,1,0]	k_2：9		
	k_3：0—9—6—1—13	k_3：0—1—1—2—0	k_3：[1,1,1]	k_3：22		
	k_4：0—2—7—11—5—13	k_4：0—1—2—2—2—0	k_4：[1,1,1]	k_4：25		
{1,2,3,4}	k_1：0—4—8—13	k_1：0—1—1—0	k_1：[1,1,1,1]	k_1：25	1 653.6	48
	k_2：0—7—10—12—13	k_2：0—1—2—2—0	k_2：[1,0,1,1]	k_2：22		
	k_3：0—9—6—1—13	k_3：0—1—1—2—0	k_3：[1,1,1,0]	k_3：22		
	k_4：0—2—5—11—3—13	k_4：0—1—1—2—2—0	k_4：[1,1,1,0]	k_4：27		

注：访问路径一栏 k：0—i—j—l—13 表示医护人员 k 从起点出发，先后访问患者 i，j，l 然后回到终点。

惩罚成本表示患者的满意程度，以运营成本最小化、患者满意度最大化为目标构建了数学模型。并基于 D-W 分解原理将所建模型重构为集合划分主问题和含多时间窗的最短路子问题模型。为求得模型最优解，设计了改进分支定价算法求解，制定了变邻域搜索算法快速求得初始解，根据问题特点，设计了精确标签算法和启发式标签算法求解定价子问题，以便快速找到受限主问题中的列。然后进行问题特性分析，发现患者提供多个可接受服务的时间窗可以灵活调整调度方案，进一步降低运营成本。最后，采用了不同规模算例测试，将分支定价算法的计算结果和 CPLEX 软件计算结果进行比较，检验了模型的准确性和分支定价算法的高效性。

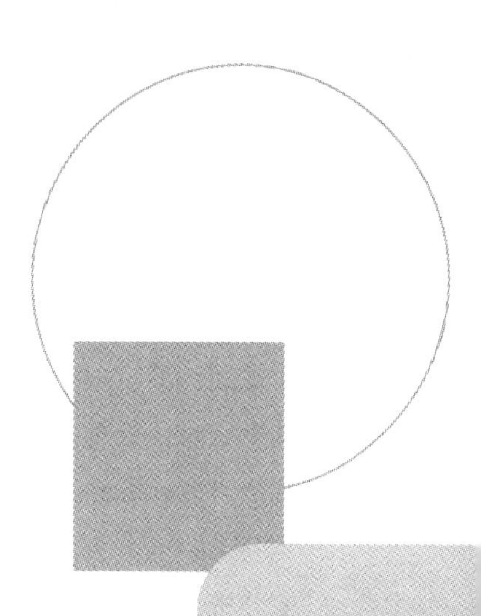

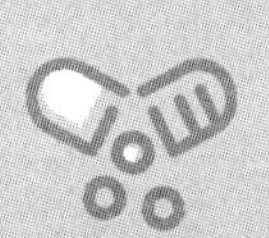

第5章

考虑同步服务和携带医疗物资的家庭医护人员调度优化问题

本章考虑家庭医护人员调度及路线优化问题，问题中加入患者需要同步服务以及医护人员需要携带不同类型医疗物资的两种情形，对此建立混合整数规划模型。根据模型特征提出分支定价算法进行求解，在算法中对同步约束进行隐式处理。同时通过增加标签维度处理不同类型的医疗物资，并使用基于启发式和精确算法相结合的混合算法加快子问题的求解。通过大量数值实验，验证分支定价算法的高效性和鲁棒性，并对模型中一些参数进行灵敏度分析，为家庭医护机构提供参考意见。

5.1 问题描述

问题定义在完备有向图 $G=(V,A)$ 上，$V=\{0,|N|+1\}\cup N$，其中节点 0 和 $|N|+1$ 表示医护中心，$N=\{1,2,\cdots,|N|\}$ 为接受服务的患者集合，$A=\{(i,j)\,|\,i,j\in V,i\neq j\}$ 分别表示点集和弧集，每条弧对应一个旅行时间 t_{ij} 且满足三角不等式，旅行成本 c_{ij} 与旅行时间 t_{ij} 呈正相关且系数为 1。有一组医护人员需要上门为一组患者提供医疗服务。患者 i 要求的服务只能在时间窗 $[e_i,l_i]$ 内开始且对应一个持续服务时间 s_i，因此弧集可更新为 $A=\{(i,j)\,|\,e_i+s_i+t_{ij}\leqslant l_j,i,j\in V,i\neq j\}$。为便于描述，记 $e_0=e_{n+1}=0$，$l_0=l_{n+1}=L$，$s_0=s_{n+1}=0$，其中 L 为中心的关闭时间或医护人员的最大工作时长。由于不同患者的需求差异，需要具有不同技能的医护人员为其提供服务。假设有一组技能类型 $Q=\{1,2,\cdots,|Q|\}$ 的医护人员，每个医护人员都有唯一的技能类型 $q\in Q$，且不能为技能类型需求 $q'\neq q$ 的患者服务。

问题中考虑了患者需要同步服务的情形。同步服务是指患者的需求必须由多个医护人员协作完成且服务开始时间一致，本章假设同步服务由两个医护人员完成（多个医护人员同时服务的情形与此类似）对同步服务的患者，增加一个对应的虚拟节点，其时间窗及坐标与原节点一致，但技能类型需求、医疗物资需求及服务持续时间可能会有所差别，将原节点 i 与虚拟节点 i^* 记为一个同步服务对 (i,i^*)，通过限制同步服务对的服务开始时间相同以满足同步约束。

同时，问题中还考虑了医护人员携带不同类型医疗物资的情形。医护人

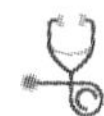

员在为患者服务时可能需要可重复使用（如医疗设备、器械）或不可重复使用（如检测耗材、药品）两类物资。假设医护人员 k 携带了可重复使用的医疗物资 g^*，则医疗物资 g^* 可用于医护人员 k 负责的所有患者；而不可重复使用的医疗物资则在服务完患者后消耗完全。医护人员在上门服务过程中需要携带这两类物资，且每个医护人员都有最大容量的限制。为了便于问题建模，作出以下假设：① 患者 i 的服务时间 s_i 以及不同患者之间的旅行时间 t_{ij} 都为整数，这就保证了服务开始时间 τ_{ik} 为整数，便于分支操作；② 医护人员的派遣成本是 HHC 机构的主要支出（如基本工资），本章设置较高的派遣成本，同时不同技能类型的医护人员（如医生和护士）派遣成本也不同。

5.2　数学模型

5.2.1　原问题模型

原问题模型的集合、参数与变量如表 5-1 所示。

表 5-1　原问题模型的集合、参数与变量

符号		含义
集合	K	医护人员集合，$K=\{1,2,3,\cdots,\|K\|\}$
	N	患者集合，$N=\{1,2,3,\cdots,\|N\|\}$
	N_k	可被医护人员 k 服务的患者集合，$\forall k\in K$
	G	可重复使用的医疗物资集合，$g\in G$
	P^{sync}	同步服务对集合，$(i,i^*)\in P^{\text{sync}}$
参数	cf_k	医护人员 k 的派遣成本，$\forall k\in K$
	s_i	患者 i 所需的服务时间，$\forall i\in N$
	$[e_i,l_i]$	患者 i 的时间窗，$\forall i\in N$
	d_i	患者 i 所需的不可重复使用医疗物资重量，$\forall i\in N$
	u_{ig}	若患者 i 需要可重复使用的医疗物资 g 为 1，否则为 0，$\forall i\in N,g\in G$
	o_g	可重复使用医疗物资 g 的重量，$\forall g\in G$
	O	医护人员 k 的医疗物资最大容量，$\forall k\in K$

续表

符号		含义
变量	x_{ijk}	若医护人员 k 经过弧 (i,j) 为 1，否则为 0，$\forall i,j \in N,k \in K$
	y_{kg}	若医护人员 k 选择携带可重复使用医疗物资 g 为 1，否则为 0，$\forall k \in K,g \in G$
	τ_{ik}	医护人员为 k 为患者 i 服务的开始时间，$\forall i \in N,k \in K$

基于以上问题描述和数学符号，建立以下考虑同步服务和携带医疗物资的家庭医护人员调度优化问题模型[P_3]。

$$\min \sum_{k \in K}\sum_{j \in N_k} cf_k x_{0jk} + \sum_{k \in K}\sum_{i \in N_k \cup \{0\}}\sum_{j \in N_k \cup \{|N|+1\}} c_{ij} x_{ijk} \tag{5-1}$$

$$\text{s.t.}\begin{cases}
\sum_{k \in K}\sum_{j \in N_k \cup \{|N|+1\}} x_{ijk} = 1,\ \forall i \in N & (5\text{-}2)\\
\sum_{j \in N_k} x_{0jk} = \sum_{i \in N_k} x_{i,|N|+1,k} = 1,\ \forall k \in K & (5\text{-}3)\\
\sum_{i \in N_k \cup \{0\}} x_{ijk} = \sum_{i \in N_k \cup \{|N|+1\}} x_{jik},\ \forall k \in K, j \in N_k & (5\text{-}4)\\
\tau_{ik} + t_{ij} + s_i \leqslant \tau_{jk} + (1 - x_{ijk})(e_i + t_{ij} + s_i),\ \forall k \in K, i \in N_k \cup \{0\}, & \\
j \in N_k \cup \{|N|+1\} & (5\text{-}5)\\
e_i \sum_{j \in N_k \cup \{|N|+1\}} x_{ijk} \leqslant \tau_{ik} \leqslant l_i \sum_{j \in N_k \cup \{|N|+1\}} x_{ijk},\ \forall k \in K, i \in N_k & (5\text{-}6)\\
0 \leqslant \tau_{ik} \leqslant L,\ \forall k \in K, i \in \{0, |N|+1\} & (5\text{-}7)\\
\sum_{k \in K} \tau_{ik} = \sum_{k \in K} \tau_{i^*k},\ \forall (i,i^*) \in P^{\text{sync}} & (5\text{-}8)\\
y_{kg} \leqslant \sum_{i \in N_k}\sum_{j \in N_k \cup \{|N|+1\}} x_{ijk} u_{ig} \leqslant |N_k| y_{kg},\ \forall k \in K, g \in G & (5\text{-}9)\\
\sum_{g \in G} y_{kg} o_g + \sum_{i \in N_k}\sum_{j \in N_k \cup \{|N|+1\}} x_{ijk} d_i \leqslant O,\ \forall k \in K & (5\text{-}10)\\
x_{ijk}, y_{kg} \in \{0,1\}, \tau_{ik} \in \mathbb{R}^+,\ \forall i,j \in N_k \cup \{0,|N|+1\}, k \in K, g \in G & (5\text{-}11)
\end{cases}$$

其中，目标函数式（5-1）表示最小化派遣成本与旅行成本之和，约束式（5-2）表示每个患者被访问一次，约束式（5-3）、式（5-4）表示医护人员从医护中心出发，访问若干患者后回到医护中心，约束式（5-5）~式（5-7）保

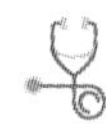

证路径满足时间窗约束，约束式（5-8）为同步约束，约束式（5-9）表示医护人员携带的可重复使用的医疗物资必须满足患者需求，约束式（5-10）表示医护人员携带医疗物资总量不能超过最大容量，约束式（5-11）表示决策变量的取值范围。

5.2.2　Dantzig-Wolfe 分解

一些商用求解软件如 CPLEX 和 GUROBI 可以直接求解模型[P_3]，但当问题规模逐渐增大，求解难度也会大大增加。本书使用 Dantzig-Wolfe 分解原理，把问题分解为主问题和子问题，以便使用求解大规模线性规划的列生成算法。

观察模型[P_3]，发现同步约束式（5-8）耦合了同步服务患者的访问时间为难处理约束，因此首先松弛约束式（5-8），该约束在分支中考虑。对松弛后的模型进行 Dantzig-Wolfe 分解，得到主问题模型：

$$\min \sum_{r\in\Omega_q}\sum_{q\in Q} c_r^q \theta_r^q \tag{5-12}$$

$$\text{s.t.}\begin{cases}\sum\limits_{r\in\Omega_{q_i}} \alpha_{ir}\theta_r^{q_i} \geqslant 1,\ \forall i\in N & (5\text{-}13)\\ \sum\limits_{r\in\Omega_q} \theta_r^q \leqslant \left|K_q\right|,\ \forall q\in Q & (5\text{-}14)\\ \theta_r^q\in\{0,1\},\ \forall r\in\Omega_q, q\in Q & (5\text{-}15)\end{cases}$$

其中，集合 Ω_q 表示技能类型为 q 的医护人员的可行路径集合；参数 c_r^q 表示路径 $r\in\Omega_q$ 的总成本；α_{ir} 取 0 或 1，当患者 i 被路径 r 访问时为 1，否则为 0；$\left|K_q\right|$ 为技能类型为 q 的医护人员数；θ_r^q 为 0-1 变量，当选择路径技能类型为 q 的路径 r 时为 1，否则为 0。

目标函数式（5-12）为最小化所选路径成本之和，约束式（5-13）通过考虑患者需求与医护人员技能类型之间的兼容性，确保每个服务需求必须由一位医护人员满足。约束式（5-14）表明最多选择 $\left|K_q\right|$ 条技能类型为 $q\in Q$ 的路径。约束式（5-15）表示决策变量为 0-1 变量。

定价子问题的目标是找到一条检验数为负的路径，并且路径需要满足约束式（5-3）~式（5-7）和式（5-9）、式（5-10），因此，定价子问题是一个带物资约束的基础最短路问题。令技能类型为 q 的医护人员的路径 r 总花费用 c_r^q 表示，$c_r^q = \sum_{i \in N_q \cup \{0\}} \sum_{j \in N_q \cup \{n+1\}} c_{ij} \upsilon_{ijr} + f_q$。$\pi_i$，$\pi_q$ 分别为主问题约束式（5-13）和约束式（5-14）的对偶变量，f_q 为技能级别为 q 的医护人员的派遣成本。路径 r 的检验数为 $rc_r^q = c_r^q - \sum_{i \in N_q} \pi_i \alpha_{ir} + \pi_q$，令 $\pi_q = -\pi_0$，则 $rc_r^q = \sum_{i \in N_q \cup \{0\}} \sum_{j \in N_q \cup \{n+1\}} (c_{ij} - \pi_i) \upsilon_{ijr} + f_q$，其中 υ_{ijr} 取 0 或 1，当路径 r 经过弧 (i, j) 时为 1，否则为 0。子问题模型 [SP]:

$$\min \sum_{i \in N_q \cup \{0\}} \sum_{j \in N_q \cup \{n+1\}} (c_{ij} - \pi_i) \upsilon_{ijr} + f_q \tag{5-16}$$

上式的约束条件为式（5-3）~式（5-7）和式（5-9）、式（5-10）。

由于医护人员的技能类型数为 $|Q|$，不同类型的医护人员的派遣成本以及面向的患者集合也会有所差别，因此，每类护理人员对应一个定价子问题，共有 $|Q|$ 个的定价子问题，每次列生成迭代时分别求解这些子问题，再把求得的路径加入主问题。

5.3 算法设计

20 世纪 80 年代，Desrosiers 等人（1986）开创性地将列生成法嵌入到分支定界中，求解了带时间窗的车辆路径问题；其后 Barnhart 等人（1998）首次明确提出分支定价算法，目前分支定价算法在路径规划问题中广泛运用且表现优异。由于分支定价算法基于分支定界，本节首先使用变邻域搜索算法生成树的根节点。每个分支定界树节点首先用列生成算法求解 MP 的线性松弛以获得局部下界，若当前解不为整数解，则对分数边分支，否则检查其是否满足同步约束，若不满足则对时间窗分支。若既为整数解又满足同步约束，则更新全局上界。分支定价算法流程如图 5-1 所示。

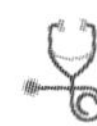

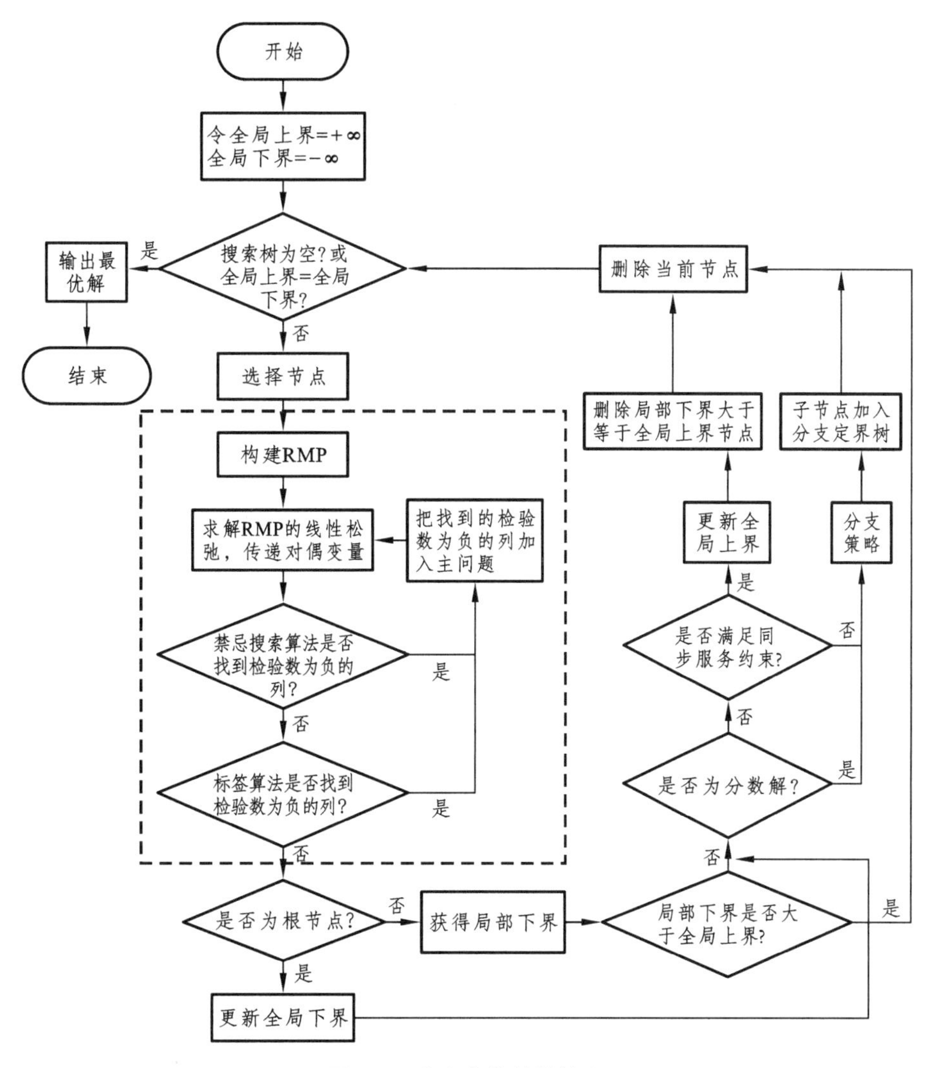

图 5-1　分支定价算法流程

5.3.1　算法初始化

根节点需要为主问题输入初始可行解，初始解的质量越好，列生成迭代次数越少。变邻域算法是一种基于改进思想的局部搜索算法，由于其性能优异，在优化领域被广泛使用。有学者已经使用变邻域搜索算法求解医护人员调度。本节选择变邻域搜索算法生成初始解，该算法的主要组成部分是扰动和变邻域下降，在不同的邻域算子生成的邻域之间交替搜索，直到找到一个满意解。下面介绍如何生成变邻域算法的初始解以及用到的邻域算子，算法具体算法流程见 Trautsamwieser 的研究成果。

5.3.1.1 构造初始解

首先用最近邻点法生成初始解。创建一条路径并将起点加入，随后选择与前一个节点距离最近的可行节点加入路径，重复插入节点直到找不到这样的可行节点，然后从当前节点返回起点。重复创建路径直到所有患者被访问，把当前解作为变邻域搜索算法的初始解。

5.3.1.2 邻域算子

变邻域搜索算法的扰动和变邻域下降过程中用到如下 2 个邻域算子：

（1）Swap 邻域：同一条路径的两个节点或不同路径的两个节点互换。

（2）Relocation 邻域：将某条路径上的某个节点移除并插入当前或其他路径。

5.3.2 列生成法

由于主问题为整数规划，求解难度较大，首先松弛决策变量的整数约束，令 $\theta_r^q \geqslant 0$ 得到主问题的线性松弛（LMP）。LMP 的最优解在其分支定界节点处提供一个下界。由于不可能枚举 LMP 中的所有决策变量，因此必须求解受限主问题（RLMP），其中 RLMP 只包括全部决策变量 θ_r^q 的子集。定价子问题（SP）目标是找到给定当前 RLMP 的对偶变量具有负检验数的路径 r。列生成过程在求解 RLMP 和 SP 之间交替迭代，主问题的目标是找到成本最低的满足所有患者服务需求的路径集合，本节直接调用 CPLEX 软件求解。子问题的目标是找到检验数为负的路径，如果不存在这样的路径，终止列生成过程并获得 LMP 的最优解。否则，将当前 RLMP 中添加一条或多条检验数为负的路径，并开始下次迭代。为了求解定价子问题，首先调用禁忌搜索算法，若禁忌搜

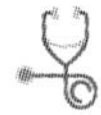

索算法未能找到任何检验数为负的路径，则执行标签算法。

5.3.2.1　禁忌搜索算法

列生成子问题为 NP-Hard 问题，其目标是找到检验数为负的路径，只要能找到这样的路径就没必要将其求到最优。为了在很短的时间内找到检验数为负的路径，本节采用禁忌搜索算法，其输入为当前 RLMP 的基变量，因为基变量的递减成本为 0，可作为较好的初始解。禁忌搜索算法对每条初始路径独立工作，首先对其使用邻域操作，如果操作后的路径检验数为负，则将操作后的路径加入集合，并将当前邻域操作加入禁忌表。禁忌表中的元素在禁忌期限内不可被使用，直到禁忌期限结束时解禁，这样可以避免陷入循环，算法迭代初期较长的禁忌期限可避免算法陷入局部最优，迭代后期较短的禁忌期限可以避免高质量的解被禁止，所以对禁忌期限的长度动态取值，算法每迭代 20 次，禁忌期限的长度将缩短至原来的 0.8。算法在迭代预定次数或找到的路径数等于预先设定的最大数量时停止，并将所有找到的检验数为负的路径加入到主问题，算法具体流程见 Archetti 的研究成果。本节定义以下两种邻域结构：

（1）移除：考虑当前路径 r 的检验数为 rc，其经过的节点集合为 N_r，移除操作选定任意 $j \in N_r$，将其前向节点与后继节点连接起来。假设节点 j 的前向节点为 i，后继节点为 k，移除操作后的检验数 $rc' = rc - c_{ij} - c_{jk} + c_{ik} + \pi_j$。

（2）插入：考虑当前路径 r 的检验数为 rc 且技能类型为 q，其未经过的节点集合为 $N_q \setminus N_r$，插入操作选定任意 $j \in N_q \setminus N_r$ 并使用贪婪插入将节点 i 插入到路径 r 中，即选择插入的位置使得路径的成本增加最小且仍然为可行路径。假设节点 j 在弧 (i,k) 中插入时检验数最小，插入操作后的检验数 $rc' = rc + c_{ij} + c_{jk} - c_{ik} - \pi_j$。

5.3.2.2　标签算法

本节文采用双向标签算法来获取子问题的精确解并判断列生成算法是否终止。标签算法为精确算法，用来寻找检验数为负的基本路径，由于其在求解带物资约束的最短路问题方面表现优异，目前被广泛使用。本节采用基于

Righini 和 Salani 首先生成前向和后向部分路径，然后将其连接形成完整路径。下面详细介绍算法的标签定义，扩展规则和连接过程。

（1）标签定义。

顶点上的每个标签对应一个状态，记录当前的部分路径以及可以访问的顶点。把患者 i 的前向标签和后向标签分别记为 $L_i^{\text{fw}}=(i,\tau_i^{\text{fw}},o_i^{\text{fw}},S_i^{\text{fw}},f_i^{\text{fw}},N_i^{\text{fw}},rc_i^{\text{fw}},C_i)$，$L_i^{\text{bw}}=(i,\tau_i^{\text{bw}},o_i^{\text{bw}},S_i^{\text{bw}},f_i^{\text{bw}},N_i^{\text{bw}},rc_i^{\text{bw}},C_i)$，其中，$i$ 表示标签扩展到当前的患者 i；τ_i 表示到达当前患者 i 累计消耗的时间；o_i 表示到达当前患者 i 累计携带的医疗物资总量；S_i 为 n 维 0-1 向量，当 $S_i[l]$ 为 1 表示患者 l 已被访问，否则未访问；f_i 表示部分路径包含的可重复使用医疗物资类别；N_i 为 n 维 0-1 向量，当 $N_i[l]$ 为 0 表示患者 l 可到达，否则不可到达；rc_i 表示部分路径的递减成本。

（2）扩展规则。

由于生成的前向标签和后向标签都要尝试性连接，因此减少标签数量非常重要。为此，本节选择不大于关键物资一半的标签对其扩展，这可以大大减少生成的标签数量并且能保证找到最优解。关键物资的消耗必须是单调的，因此选择时间作为关键物资，只扩展 $\tau^{\text{fw}}<T/2$ 的前向标签与 $\tau^{\text{bw}}<T/2$ 的后向标签，其中，$T=\max_{i\in N\cup\{0\}}\{l_i+s_i+d_{i(|N|+1)}\}$，其表示顶点 $n+1$ 处最大可行的到达时间。

以当前患者 i 的标签 $L_i^{\text{fw}}=(i,\tau_i^{\text{fw}},o_i^{\text{fw}},S_i^{\text{fw}},f_i^{\text{fw}},N_i^{\text{fw}},rc_i^{\text{fw}},C_i)$ 沿弧 (i,j) 向前扩展到患者 j 为例，新标签为 $L_j^{\text{fw}}=(j,\tau_j^{\text{fw}},o_j^{\text{fw}},S_j^{\text{fw}},f_j^{\text{fw}},N_j^{\text{fw}},rc_j^{\text{fw}},C_j)$，其中：

$$\tau_j^{\text{fw}}=\max\{\tau_i^{\text{fw}}+s_i+t_{ij},e_j\} \tag{5-17}$$

$$o_j^{\text{fw}}=\begin{cases}o_i^{\text{fw}}+d_i+o_g,\ u_{jg}\neq 0\text{且}g\notin f_i^{\text{fw}}\\ o_i^{\text{fw}}+d_i,\ \text{其他}\end{cases} \tag{5-18}$$

$$S_j^{\text{fw}}=S_i^{\text{fw}}\cup j \tag{5-19}$$

$$f_j^{\text{fw}}=\begin{cases}f_i^{\text{fw}}\cup g,\ u_{jg}\neq 0\text{且}g\notin f_i^{\text{fw}}\\ f_i^{\text{fw}},\ \text{其他}\end{cases} \tag{5-20}$$

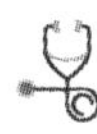

$$N_j^{\mathrm{fw}}[\eta]=\begin{cases}1,\ \eta=j \text{ 或 } (\eta\neq j,\ \tau_j^{\mathrm{fw}}+s_j+t_{ij}\geqslant l_\eta)\\ N_i^{\mathrm{fw}}[\eta],\ \text{其他}\end{cases} \tag{5-21}$$

$$rc_j^{\mathrm{fw}}=rc_i^{\mathrm{fw}}+c_{ij}-(\pi_i+\pi_j)/2 \tag{5-22}$$

以当前患者 i 的标签 $L_i^{\mathrm{bw}}=(i,\tau_i^{\mathrm{bw}},o_i^{\mathrm{bw}},S_i^{\mathrm{bw}},f_i^{\mathrm{bw}},N_i^{\mathrm{bw}},rc_i^{\mathrm{bw}},C_i)$ 沿弧 (j,i) 向后扩展到患者 j 为例，新标签为 $L_j^{\mathrm{bw}}=(j,\tau_j^{\mathrm{bw}},o_j^{\mathrm{bw}},S_j^{\mathrm{bw}},f_j^{\mathrm{bw}},N_j^{\mathrm{bw}},rc_j^{\mathrm{bw}},C_j)$，其中：

$$\tau_j^{\mathrm{bw}}\ =\ \max\{\tau_i^{\mathrm{bw}}+s_i+t_{ij},\ T-(l_i+s_j)\} \tag{5-23}$$

$$N_j^{\mathrm{bw}}[\eta]=\begin{cases}1,\ \eta=j\text{或}(l\neq j,\tau_j^{\mathrm{bw}}+s_j+t_{\eta j}\geqslant T-e_\eta-s_\eta)\\ N_i^{\mathrm{bw}}[\eta],\ \text{其他}\end{cases} \tag{5-24}$$

其余各部分的扩展与前向扩展相同。

（3）支配规则。

动态规划的性能很大程度上取决于生成的状态数，没有支配规则的标签算法类似于全枚举。当标签被扩展时，首先检查是否被已有标签占优。假设 L_i' 和 L_i 为患者 i 的两个标签，当

$$\tau_i\leqslant\tau_i' \tag{5-25}$$

$$N_i[\eta]\leqslant N_i'[\eta],\ \forall l\in N \tag{5-26}$$

$$rc_i\leqslant rc_i' \tag{5-27}$$

且至少有一个不等式严格成立，L_i' 被 L_i 支配。

如果满足上述条件，意味着由 L_i' 扩展得到的所有基本路径都可以由 L_i 扩展得到，而且由 L_i 扩展得到的路径成本更低。因此由 L_i' 扩展得到的路径必定不为最优解，把 L_i' 从标签集合中删除。

（4）连接规则。

当前向标签 $L_i^{\mathrm{fw}}=(i,\tau_i^{\mathrm{fw}},o_i^{\mathrm{fw}},S_i^{\mathrm{fw}},f_i^{\mathrm{fw}},N_i^{\mathrm{fw}},rc_i^{\mathrm{fw}},C_i)$ 与后向标签 $L_j^{\mathrm{bw}}=(j,\tau_j^{\mathrm{bw}},o_j^{\mathrm{bw}},S_j^{\mathrm{bw}},f_j^{\mathrm{bw}},N_j^{\mathrm{bw}},rc_j^{\mathrm{bw}},C_j)$ 尝试连接时，检查如下条件：

$$S_i^{\mathrm{fw}}[\eta]+S_j^{\mathrm{bw}}[\eta]\leqslant 1,\ l\in N \tag{5-28}$$

$$\tau_i^{\mathrm{fw}}+s_i+t_{ij}+s_j+\tau_j^{\mathrm{bw}}\leqslant T \tag{5-29}$$

$$o_i^{\mathrm{fw}}+o_j^{\mathrm{bw}}-dl\leqslant O \tag{5-30}$$

其中，dl 为计算两次的可重复使用的医疗物资的质量，其等于 f_i^{fw} 和 f_j^{bw} 中共有的可重复使用的医疗物资的质量之和。当满足上述条件时，前向标签和后向标签可以连接成一条完整路径，其递减成本 $rc = rc_i^{\mathrm{fw}} - \pi_i / 2 + c_{ij} - \pi_j / 2 + rc_j^{\mathrm{bw}}$ 。

5.3.3　分支策略

本节采用最佳优先搜索和深度优先搜索结合的策略来探索分支定界树，当分支定界树的节点数小于患者数量时，即节点数目较少的情况下采用最佳优先策略，优先处理具有最小下界的节点，否则采用深度优先策略，即优先处理远离根节点的节点，这样可以更快地找到可行解，更新上界，缩减节点数量。本节在分支定界树的节点上使用两种分支策略：

（1）基于弧的分支策略：当 LMP 的最优解中存在不为整数的决策变量时采用此策略，首先计算每条弧上的流量 $x_{ij} = \sum_{r \in R} \upsilon_{ijr} \theta_r$ ，然后选择流量最接近 0.5 的弧分支。分支生成两个子节点，第一个分支选择弧 (i^*, j^*) ，为了保证最优解中存在弧 (i^*, j^*) ，需要在有向图中将其他所有到达患者 j^* 点的弧和其他所有离开患者点 i^* 的弧删除，并在已经生成的访问路径中删除不包含弧 (i^*, j^*) 的路径，重新计算；第二个分支删除弧 (i^*, j^*) ，为了保证最优解中不存在弧 (i^*, j^*) ，需要在有向图中将弧 (i^*, j^*) 删除，并删除已有访问路径中包含弧 (i^*, j^*) 的路径，再重新计算。

（2）基于时间窗的分支策略：由于 LMP 模型松弛了同步约束，因此当 LMP 的最优解为整数解时不能保证其为可行解，因此需要检验当前解是否满足同步约束，如果不满足需要对当前同步服务对的时间窗分支，只要时间窗被分割得足够小同步约束就会被满足。因此如何确定有效的时间窗分割策略非常重要。首先，由标签算法获得的路径的每个患者的服务开始时间为最早的服务开始时间，而可行的服务开始时间为一个区间，也就是说为了满足同步约束医护人员开始服务的时间可以延迟，只需要保证延迟服务之后的各个患者的服务开始时间仍满足时间窗。为了检验当前解是否可以通过调整服务时间来满足同步约束并确定有效的时间窗的分割位置，构造可行性检验 FC 模型：

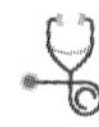

$$\min \sum_{(i,i^*)\in P^{\text{sync}}} \left|\eta_i - \eta_{i^*}\right| \tag{5-31}$$

$$\text{s.t.}\begin{cases} \omega_{ir} + t_{ij} + s_i \leqslant \omega_{jr} + (1-\upsilon_{ijr})(l_i + t_{ij} + s_i), \\ \forall r \in R, i \in N \cup \{0\}, j \in N \cup \{|N|+1\} & (5\text{-}32) \\ e_i \sum\limits_{j\in N\cup\{n+1\}} \upsilon_{ijr} \leqslant \omega_{ir} \leqslant l_i \sum\limits_{j\in N\cup\{n+1\}} \upsilon_{ijr},\ \forall r \in R, i \in N & (5\text{-}33) \\ 0 \leqslant \omega_{ir} \leqslant L,\ \forall r \in R, i \in \{0, |N|+1\} & (5\text{-}34) \\ \eta_i = \sum\limits_{r\in R} \omega_{ir},\ \forall r \in R, i \in N \cup \{0\} \cup \{|N|+1\} & (5\text{-}35) \\ \omega_{ir}, \eta_i \in \mathbb{R}^+,\ \forall r \in R, i \in N \cup \{0\} \cup \{|N|+1\} & (5\text{-}36) \end{cases}$$

其中，ω_{ir} 为决策变量，其表示路径 r 调整后患者 i 的服务开始时间；η_i 为决策变量，其表示患者 i 的服务开始时间。FC 模型的目标函数为所有同步服务对的服务开始时间的偏差和最小，约束为调整服务开始时间后所有路径仍然可行。由于目标函数非线性，首先对目标函数进行线性化处理：

$$\min \sum_{(i,i^*)\in P^{\text{sync}}} z_{ii^*} \tag{5-37}$$

同时增加两个约束：

$$\eta_i - \eta_{i^*} \leqslant z_{ii^*},\ \forall (i,i^*) \in P^{\text{sync}} \tag{5-38}$$

$$\eta_{i^*} - \eta_i \leqslant z_{ii^*},\ \forall (i,i^*) \in P^{\text{sync}} \tag{5-39}$$

若目标函数值为 0，则表示服务时间经调整满足了同步约束；否则表示未满足同步约束，需要对服务开始时间偏差最大的同步服务对的时间窗分支。假设同步服务对 $(\hat{i},\hat{i}^*) \in P^{\text{sync}}$ 的服务开始时间经调整后的偏差最大且，$\eta_{\hat{i}} < \eta_{\hat{i}^*}$ 此时同步服务对 $(\hat{i},\hat{i}^*)$ 的时间窗 (e,l) 将被分为 $(e,\lfloor(\eta_{\hat{i}}+\eta_{\hat{i}^*})/2\rfloor)$ 和 $(\lceil(\eta_{\hat{i}}+\eta_{\hat{i}^*})/2\rceil,l)$，即原时间窗在同步服务对的两个服务开始时间中点的位置被一分为二，且去掉了非整数部分。分支产生两个子节点，在子节点中检查已经生成的路径，删除其中不满足当前时间窗的路径然后将子节点加入分支定界树。

5.4 数值实验

5.4.1 算法性能测试

为了测试本文所提的分支定价算法性能，本节与 CPLEX 软件计算结果进行对比。BP 算法和 CPLEX 软件的运行时间上限设置为 1 800 s，若超出时间限制则输出当前最优解，每个算例运行 3 次，取运行时间的平均值。表 5-2 中|*N*|表示患者数，Group 表示患者分布类型，*Obj* 表示最优目标函数值，*T* 表示运行时间，*Gap* 表示输出解时全局上界与下界相对偏差。

由于没有适用于本节的标准算例，目前大多数现有的 HHC 研究都使用从 Solomon 标准数据集的衍生算例，本节也遵循 Solomon 标准数据集并进行相应衍生。三类算例按照患者地理分布可分为 C，R，RC，其中 C 类患者为聚集分布，R 类患者为随机分布，RC 类患者为聚集和随机混合分布。需要同步服务的患者比例 θ=20%。设置医护人员两种技能类型 $Q=\{1,2\}$，其派遣成本分别为{100,150}，相应的医护人员数目比例为 1∶1。医护人员的医疗物资最大容量 O 为 23 L。固定医疗物资类别 $G=\{0,1,2,3\}$，占比为{40,30,20,10}，相应的体积 o_g 分别为{0,5,6,7}。

表 5-2　BP 算法与 CPLEX 软件性能比较

|*N*|	Group	BP			CPLEX		
		Obj	*T*/s	*Gap*/%	*Obj*	*T*/s	*Gap*/%
10	C1	520.0	0.222	0.00	520.0	6.861	0.00
	R1	1 186.0	0.185	0.00	1 186.0	0.397	0.00
	RC1	885.0	0.267	0.00	885.0	1.437	0.00
20	C1	944.0	0.483	0.00	944.0	8.681	0.00
	R1	2 277.0	0.357	0.00	2 277.0	1.833	0.00
	RC1	1 408.0	1.341	0.00	1 408.0	19.217	0.00
40	C1	1 884.0	41.979	0.00	1 897.0	1 800	4.64
	R1	3 474.0	1.074	0.00	3 474.0	704.285	0.00
	RC1	2 872.0	228.224	0.00	3 224.0	1 800	30.21

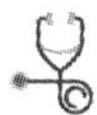

续表

$\|N\|$	Group	BP			CPLEX		
		Obj	*T*/s	*Gap*/%	*Obj*	*T*/s	*Gap*/%
60	C1	2 808.0	491.330	0.00	7 383.0	1 800	74.22
	R1	4 367.0	5.679	0.00	8 032.0	1 800	47.80
	RC1	3 813.0	1 800	0.96	9 566.0	1 800	74.85
80	C1	3 650.0	1 800	0.44	9 197.0	1 800	64.02
	R1	5 122.0	9.582	0.00	9 585.0	1 800	49.86
	RC1	5 482.0	1 800	1.57	—	1 800	—

从实验结果可以发现，对于小规模算例（$|N|=10$，$|N|=20$），BP 算法和 CPLEX 软件都能求到最优解，但 BP 算法时间上更有优势，大部分算例都能在 1 s 内找到最优解。对于中规模算例（$|N|=40$），BP 算法仍然可以全部求到最优，且时间都在可接受范围内。但 CPLEX 软件只有对 R1 类的算例能求得最优解，并且算例 RC1 的 *Gap* 值较大。对于大规模算例（$|N|=60$，$|N|=80$），BP 算法部分算例能求得最优解，求不到最优解的算例的 *Gap* 值非常小；但 CPLEX 软件在预设时间内都无法求得最优解，且 *Gap* 值很大，RC1 算例甚至找不到一个可行解。

5.4.2　灵敏度分析

5.4.2.1　同步服务患者比例的特性分析

为了分析同步服务患者比例对求解结果的影响，构造了患者数$|N|=10$，医护人员数$|K|=8$的算例，其中患者的地理位置随机分布，其余参数设置同 5.4.1 节。通过逐渐增加需要同步服务的患者数量，将同步服务患者比例θ设定在$\{0,10,20,\cdots,70\}$，观察其对应成本的变化。其中，成本变化率的计算方式为：（当前成本−基准成本）/基准成本。

观察图 5-2 可以发现，总成本中大部分为派遣成本，所以总成本的变化趋势与派遣成本的变化趋势近似。随着同步服务的患者比例增加，总成本的变化呈递增趋势。观察总成本变化率曲线可以看出，总成本随着同步服务患者比例的增加而增加，但是增加的比例不同，并不是简单的线性增加。

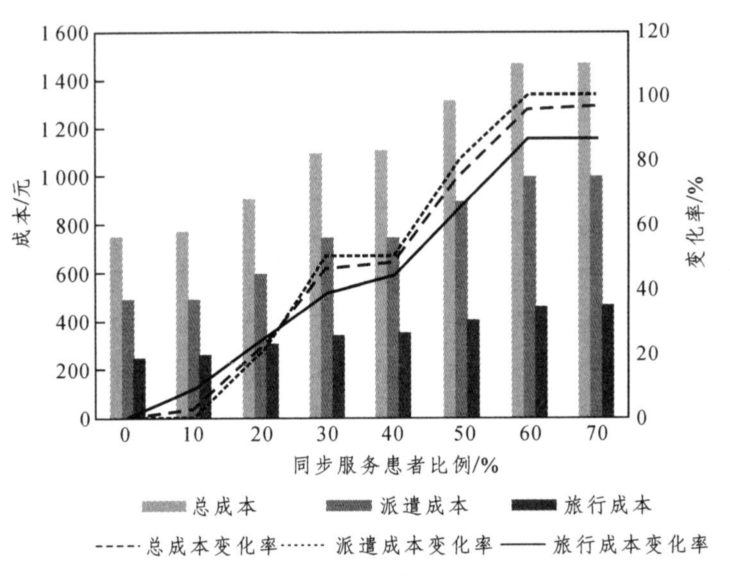

图 5-2　总成本随同步服务患者比例的变化

图 5-3 给出了同步服务患者比例分别为 0%，10%，20%时的最优路径，其中节点 0 表示 HHC 机构，其余节点表示患者集合，不同医护人员的访问路径由不同类型的线段表示。当患者 1 新增一个同步服务需求，同步服务比例由 0%增加到 10%，医护人员 1 和 2 负责的患者集合及访问顺序发生了改变。其中，患者 7 由原来的医护人员 1 服务变为了由医护人员 2 服务，患者 1 新增的同步服务由医护人员 1 负责，此时成本的增加仅为旅行成本。当患者 2 新增一个同步服务需求，同步服务比例由 10%增加到 20%，原来的 4 个医护人员已不能满足当前需求，因此需要派遣医护人员 5 负责患者 2 新增的服务需求，此时派遣成本随之增加。由于派遣成本占总成本的绝大部分，因此若同步服务患者的需求增加使得医护人员数量增加时，总成本会明显增加；若同步服务患者的需求增加而医护人员数量不变时，将会增加少量旅行成本。

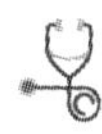

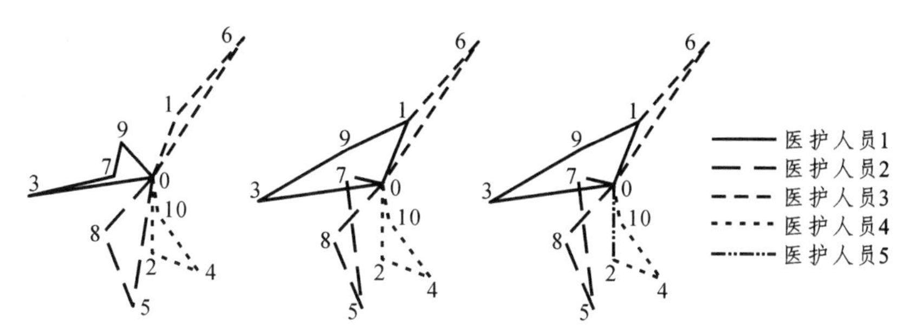

图 5-3　同步服务患者比例分别为 0%，10%，20%时的路径

5.4.2.2　最大容量 O 的特性分析

本节构造了患者数 $|N|=10$，医护人员数 $|K|=8$ 的算例，其中患者的地理位置随机分布，其余参数设置同 5.4.1 节。通过逐渐增加医护人员可携带医疗物资最大容量 O，观察总成本及携带的医疗物资构成的变化（见表 5-3）。派遣成本占比为派遣成本占总成本的比例；可重复使用医疗物资占比为最优解中可重复使用医疗物资质量占总质量的比例，其表示可重复使用医疗物资的利用率，可重复使用医疗物资占比越高表示其利用率越低。

表 5-3　不同最大容量取值的算例结果

最大容量 O/L	总成本/元	派遣成本占比/%	可重复使用医疗物资占比/%
[0,87)	—	—	—
[87,88)	1 352.0	70.27	76.28
[88,95)	1 328.0	71.54	74.13
[95,96)	1 229.0	69.16	74.13
[96,101)	1 222.0	69.56	68.96
[101,115)	1 212.0	70.13	68.96
[115,135)	1 212.0	70.13	63.22
[135,143)	1 183.0	71.85	66.56
[143,145)	1 016.0	68.90	72.01
[145,160)	922.0	65.08	72.01
[160,182)	917.0	65.43	72.01
[182,+∞)	910.0	65.93	74.56

观察图 5-4 可以看出，总成本随医护人员可携带医疗物资最大容量 O 的增加呈减少趋势，减少到一定程度后保持不变，这是因为随着可携带医疗物资最大容量 O 的增加，医疗物资携带量约束式（5-10）对问题的限制逐渐减弱，每位医护人员能访问的患者数逐渐增加且路径趋于灵活，总成本逐渐减少。当可携带医疗物资最大容量 O 增大到一定程度时将不会对问题起约束作用，此时再增加最大容量也不会改变总成本。观察表 5-3 可以发现，可重复使用医疗物资的利用率并没有随最大容量的增大逐渐增加，而是增加到一定程度后逐渐减少。这是因为当最大容量较小时（$O=87$），每位医护人员只负责一到两位患者，可重复使用医疗物资没有得到充分利用，其占总携带量的比例高达 76.28%；当最大容量较大时（$O=182$），医护人员可以一次携带多种可重复使用的医疗物资，但是其中某些医疗物资只用于某一位患者，所以最大容量非常大时可重复使用医疗物资也没有得到充分利用，此时可重复使用医疗物资的占比高达 74.56%；当最大容量适中时（$O=115$），可重复使用医疗物资的占比为 63.22%，此时可重复使用的医疗物资利用率比较差的情况增加了超过 10%，观察最优解可以发现这时每位医护人员负责的患者群体中所需的可重复使用医疗物资的类型基本一致。在决策时可考虑可重复使用的医疗物资能尽可能服务更多的患者，当医疗物资最大容量在合适范围内可以较好满足这一要求。

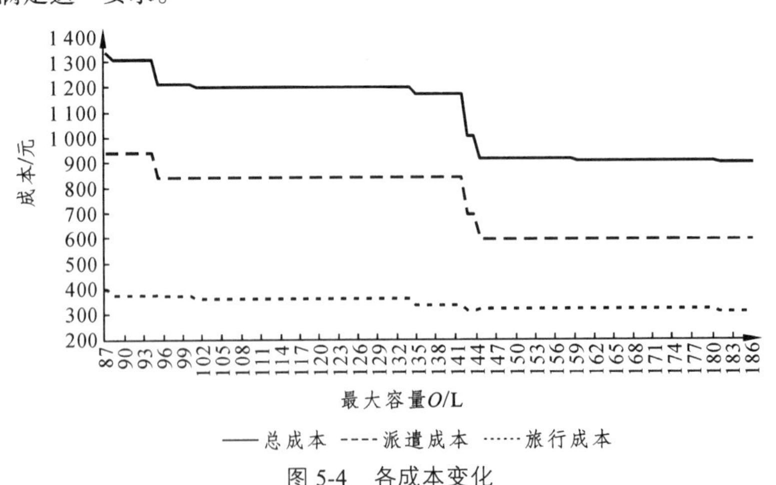

图 5-4　各成本变化

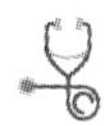

5.4.2.3　时间窗大小和同步约束的特性分析

为了分析时间窗大小和同步约束对问题的影响，构造了 R、C 和 RC 三种患者分布类型的各两个算例。其中，患者数 $|N|=10$，医护人员数 $|K|=8$，同步服务的需求比例 $\theta=20\%$，其余参数设置同 5.4.1 节。通过调整时间窗大小和松弛同步约束，比较不同时间窗松紧程度下同步约束对目标函数的影响（见表 5-4）。其中时间窗类型为 S、M、L 的算例时间窗宽度逐渐递增且为两倍的关系，时间窗中心点完全一致，时间窗类型为 A 的算例表示时间窗无限大，即无时间窗约束。*Obj* 列为放松同步约束前的目标函数值，*Gap* 值为放松同步约束后目标函数的变化率，其计算方式为 *Gap*=（原目标函数值-放松同步约束后目标函数值）/原目标函数值。

表 5-4　时间窗大小及同步约束对总成本的影响

算例	S		M		L		A	
	Obj	*Gap*/%	*Obj*	*Gap*/%	*Obj*	*Gap*/%	*Obj*	*Gap*/%
R1_1	1 564.0	0.00	1 359.0	12.14	1 254.0	16.75	745.0	28.19
R1_2	1 215.0	0.00	1 036.0	21.43	1 036.0	21.43	729.0	2.47
C1_1	707.0	0.00	707.0	0.00	706.0	26.20	577.0	32.24
C1_2	831.0	0.00	808.0	0.00	808.0	24.01	799.0	24.28
RC1_1	1 208.0	10.18	922.0	3.45	879.0	4.10	671.0	22.65
RC1_2	812.0	4.56	810.0	4.57	789.0	16.10	772.0	24.61
平均	—	1.70	—	6.93	—	18.10	—	22.41

注：由于 *Gap* 的平均值能反映算法性能，此处仅计算 *Gap* 的平均值。

从表 5-4 可以看出，时间窗的宽度对目标函数有明显影响，随着时间窗的宽度逐渐增加，成本呈递减趋势，时间窗较宽时单个医护人员可以访问更多的患者，且访问路径也变得更加灵活，此时总成本较小；时间窗较窄时对问题约束性很强，此时需要更多的医护人员才能完成服务，此时总成本较大。同步约束在不同时间窗宽度下对目标函数的影响程度也不同，在时间窗较宽的算例中松弛同步约束可以减少相当一部分成本，在时间窗较窄的算例中同步约束对成本的影响不是很大。这是因为当时间窗较大时约束式（5-6）对问题的限制很弱，此时放松同步约束会可能导致两个服务的开始时间差距很大，所以当同步约束重新加入问题时对目标函数的影响也会较大；当时间窗的宽度足够小时约束式（5-6）对问题的限制很强，同步服务的开始时间限定在了很小的区间内，此时即使松弛同步约束也有较大的可能性符合同步服务，所以此时同步约束对目标函数的影响很小。

5.5　本章小结

本章研究了一类家庭医护人员调度优化问题，问题中考虑了医护人员需要携带不同类型的医疗物资（可重复、不可重复）上门服务和患者可能要求同步服务的情况，建立了问题数学模型并设计了分支定价算法求解。考虑到列生成中可能出现的列相互依赖的情况，对同步约束进行了松弛然后在分支中保证其完整性。本章测试了不同规模的算例，结果表明所提算法效率显著优于 CPLEX 软件计算。此外还针对问题的一些参数进行了灵敏度分析，并给 HHC 机构提供了参考性建议。后续研究中可以考虑服务相互依赖的情况，如某一服务必须在前一项服务结束后开始，还可以考虑加入切割或者设计启发式算法以求解更大规模的算例。

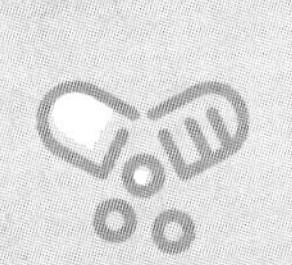

第6章

混合时间窗下考虑同步约束的家庭医护人员调度优化问题

本章在第 5 章的基础上考虑混合时间窗的情形，即医护人员需要在硬时间窗内开始服务，在此基础上如果违反软时间窗将会产生惩罚成本。其中，惩罚成本的大小取决于患者的等级，等级越高的患者意味着服务的重要性越高，相应的单位惩罚成本也会越大。本章还将原本严格的医患匹配关系放松，允许医护人员在一定范围内降级为患者服务，这样处理更符合现实情境。结合医疗物资调度、同步约束等特性综合考虑家庭医护人员的调度优化问题，并且建立该问题的混合整数规划模型。在此基础上，为了高效、精准地获得问题最优解，设计分支定价算法，最后通过数值实验验证所提算法的效率。

6.1 问题描述

问题定义在完备有向图 $G=(V,A)$ 上，$V=\{0,|N|+1\}\cup N$，其中节点 0 和 $|N|+1$ 表示医护中心，$N=\{1,2,\cdots,|N|\}$ 为接受服务的患者集合，$A=\{(i,j)\mid i,j\in V,i\neq j\}$ 分别表示点集和弧集，每条弧对应一个旅行时间 t_{ij} 且满足三角不等式。患者集合 $N=\{1,2,\cdots,n\}$，其中每位患者 $i\in N$ 都有不同类型的技能需求 q_i，所需服务时间 s_i，患者倾向在 $[e_i,l_i]$ 的时间区间内开始服务，超过此区间开始服务将会产生线性的惩罚成本，由于患者需求的服务类型不同，如治疗、护理等，相应的重要性也不同，本章认为级别越高的服务重要程度越高，违反时间窗的单位成本越高。医护人员集合 $K=\{1,2,\cdots,|K|\}$，医护人员 $k\in K$ 有技能级别 Q_k（如医生、护士、辅助护士等），本章认为医护人员技能级别越高派遣成本越高，在实际中医护人员往往不只服务与其技能级别完全匹配的患者，可能会降级服务以达到降低成本的目的，因此本章认为其可以为技能需求 $q_i\leqslant Q_k$ 的患者服务，且允许降级服务的最大技能级别偏差为 e。

本章考虑了患者需要同步服务的情形。同步服务是指患者的需求必须由多个医护人员协作完成且服务开始时间一致，本章假设同步服务由两个医护人员完成。对同步服务的患者，增加一个对应的虚拟节点，其时间窗及坐标与原节点一致，但技能类型需求及服务持续时间可能会有所差别，将原节点 i

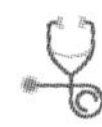

与虚拟节点 i' 记为一个同步服务对 (i,i')，通过限制同步服务对的服务开始时间相同以满足同步约束。本章假设患者具有软时间窗 $[a_i,b_i]$ 和硬时间窗 $[e_i,l_i]$，且认为软、硬时间窗的中心一致，且硬时间窗宽度为软时间窗的 η 倍。服务开始时间在软时间窗内时不会产生惩罚成本，当提前开始服务时将会产生单位惩罚成本 α_i，延迟开始服务会产生单位惩罚成本 β_i。本章认为单位惩罚成本的大小与患者的等级有关，等级越高的患者意味着服务的重要性越高，相应的单位惩罚成本也会越大。且同一等级的患者延迟服务的单位惩罚成本要大于提前服务。

同时，问题中还考虑了医护人员携带不同类型医疗物资的情形。为了便于问题建模，假设：① 患者 i 的服务时间 s_i 以及不同节点之间的旅行时间 t_{ij} 都为整数，这就保证了服务开始时间 τ_{ik} 为整数，便于分支操作；② 医护人员到达患者处时可以等待至合适的时间再开始服务，且等待过程没有费用。

6.2　数学模型

6.2.1　原问题模型

原问题模型的集合、参数与变量如表 6-1 所示：

表 6-1　原问题模型的集合、参数与变量

符号		含义
集合	K	医护人员集合，$K=\{1,2,\cdots,\|K\|\}$
	N	患者集合，$N=\{1,2,\cdots,\|N\|\}$
	G	技能级别集合，$G=\{1,2,\cdots,\|G\|\}$
	P^{sync}	同步服务对集合，$(i,i')\in P^{\text{sync}}$
参数	cf_k	医护人员 k 的派遣成本，$\forall k\in K$
	s_i	患者 i 所需的服务时间，$\forall i\in N$
	$[a_i,b_i]$	患者 i 的软时间窗，$\forall i\in N$
	$[e_i,l_i]$	患者 i 的硬时间窗，$\forall i\in N$

续表

符号		含义
参数	α_i	患者 i 提前服务的单位惩罚成本，$\forall i \in N$
	β_i	患者 i 延迟服务的单位惩罚成本，$\forall i \in N$
	E	允许降级服务的最大偏差
	d_i	患者 i 所需的不可重复使用医疗物资重量，$\forall i \in N$
	u_{ig}	患者 i 需要可重复使用的医疗物资 g 为 1，否则为 0，$\forall i \in N, g \in G$
	o_g	可重复使用医疗物资 g 的重量，$\forall g \in G$
	O	医护人员的医疗物资最大容量
变量	x_{ijk}	若医护人员 k 经过弧 (i,j) 为 1，否则为 0，$\forall i,j \in N, k \in K$
	y_{kg}	若医护人员 k 选择携带可重复使用医疗物资 g 为 1，否则为 0，$\forall k \in K, g \in G$
	τ_{ik}	医护人员为 k 患者 i 服务的开始时间，$\forall i \in N, k \in K$

基于以上问题描述和数学符号，建立以下混合时间窗下考虑同步服务的家庭医护人员调度优化问题模型[P_4]。

$$\min \sum_{k\in K}\sum_{j\in N} cf_k x_{0jk} + \sum_{k\in K}\sum_{i\in N\cup\{0\}}\sum_{j\in N\cup\{|N|+1\}} c_{ij}x_{ijk} + \sum_{k\in K}\left(\sum_{i\in N} sc_i(\tau_{ik}) \sum_{j\in N\cup\{|N|+1\}} x_{ijk}\right) \tag{6-1}$$

$$\text{s.t.}\begin{cases}
\sum_{k\in K}\sum_{j\in N\cup\{|N|+1\}} x_{ijk} = 1,\ \forall i\in N & (6\text{-}2)\\
\sum_{j\in N\cup\{|N|+1\}} x_{0jk} = \sum_{i\in N\cup\{0\}} x_{i,n+1,k} = 1,\ \forall k\in K & (6\text{-}3)\\
\sum_{i\in N\cup\{0\}} x_{ijk} = \sum_{i\in N\cup\{|N|+1\}} x_{jik},\ \forall k\in K, j\in N & (6\text{-}4)\\
\tau_{ik}+t_{ij}+s_i \leqslant \tau_{jk}+M(1-x_{ijk}), \forall k\in K, i\in N\cup\{0\}, j\in N\cup\{|N|+1\} & (6\text{-}5)\\
e_i \sum_{j\in N\cup\{|N|+1\}} x_{ijk} \leqslant \tau_{ik} \leqslant l_i \sum_{j\in N\cup\{|N|+1\}} x_{ijk},\ \forall k\in K, i\in N & (6\text{-}6)\\
e_i \leqslant \tau_{ik} \leqslant l_i,\ \forall k\in K, i\in\{0,|N|+1\} & (6\text{-}7)
\end{cases}$$

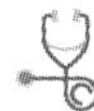

$$
\text{s.t.}\begin{cases}
y_{kg} \leqslant \sum_{i\in N}\sum_{j\in N\cup\{|N|+1\}} x_{ijk}u_{ig} \leqslant |N_k| y_{kg},\ \forall k\in K, g\in G & (6\text{-}8)\\
\sum_{g\in G} y_{kg}o_g + \sum_{i\in N}\sum_{j\in N\cup\{|N|+1\}} x_{ijk}d_i \leqslant O,\ \forall k\in K & (6\text{-}9)\\
\sum_{k\in K}\tau_{ik} = \sum_{k\in K}\tau_{i'k},\ \forall (i,i')\in P^{\text{sync}} & (6\text{-}10)\\
\sum_{k\in K}\sum_{j\in N\cup\{|N|+1\}} x_{ijk}Q_k - E \leqslant q_i \leqslant \sum_{k\in K}\sum_{j\in N\cup\{|N|+1\}} x_{ijk}Q_k,\ \forall i\in N & (6\text{-}11)\\
x_{ijk}\in\{0,1\}, \tau_{ik}\in\mathbb{R}^+,\ \forall i,j\in N\cup\{0,|N|+1\}, k\in K & (6\text{-}12)
\end{cases}
$$

假设 T_i 为患者 i 的服务开始时间，则 i 点的惩罚成本为

$$
sc_i(T_i)=\begin{cases}
\alpha_i(a_i-T_i),\ T_i<a_i\\
0,\ a_i\leqslant T_i\leqslant b_i\\
\beta_i(T_i-b_i),\ b_i<T_i
\end{cases} \tag{6-13}
$$

目标函数式（6-1）表示最小化派遣成本、旅行成本与惩罚成本之和，约束式（6-2）表示每个患者被访问一次，约束式（6-3）、式（6-4）表示医护人员从医护中心出发，访问若干患者后回到医护中心，约束式（6-5）~式（6-7）保证路径满足时间窗约束，约束式（6-8）表示医护人员携带的可重复使用的医疗物资必须满足患者需求，约束式（6-9）表示医护人员携带医疗物资总量不能超过最大容量，约束式（6-10）为同步约束，约束式（6-11）为患者与医护人员的技能级别匹配约束，约束式（6-12）表示决策变量的取值范围，约束式（6-13）表示惩罚成本与服务开始时间的关系。

6.2.2　集划分模型

一些商用求解器如 CPLEX 和 GUROBI 可以直接求解模型[P$_4$]，然而，原问题模型（弧-流模型）的线性规划松弛性太弱，不能为原问题提供一个强下界。因此，当问题规模逐渐增大，求解难度也会大大增加。本节选择将原问题表述为集划分模型，集划分模型可以将原问题的一些约束（如时间窗）隐式表达，因此集划分模型的线性松弛较弧-流模型也更好。

观察模型[P$_4$]，发现同步约束式（6-8）耦合了同步服务患者的服务开始时间为难处理约束，因此首先松弛约束式（6-8），转而在分支中保证其完整性。松弛同步约束后的主问题（MP）模型（集划分模型）如下所示：

$$\min \sum_{r \in \Omega} c_r \theta_r \tag{6-14}$$

$$\text{s.t.} \begin{cases} \sum_{r \in \Omega} \alpha_{ir} \theta_r = 1, \ \forall i \in N & (6\text{-}15) \\ \theta_r \in \{0,1\}, \ \forall r \in \Omega & (6\text{-}16) \end{cases}$$

其中，集合 Ω 表示所有可行路径集合；参数 c_r 表示路径 $r \in \Omega$ 的总成本；α_{ir} 为 0-1 参数，当患者 i 被路径 r 访问时为 1，否则为 0；θ_r 为 0-1 变量，当选择路径 r 时为 1，否则为 0。目标函数为最小化所选路径成本之和，约束式（6-15）确保每个服务需求必须由一位医护人员满足；约束式（6-16）表示决策变量为 0-1 变量。

由于 MP 的决策变量数量巨大难以枚举，因此基于列生成算法的基本原理，将约束式（6-16）线性松弛并加入部分可行路径 $\bar{\Omega} \subset \Omega$ 构建受限主问题（RMP）。通过求解器计算 RMP 得到对偶变量值，再根据对偶变量值找到检验数为负的路径加入 RMP，直到不能找到降低成本的可行路径为止。

6.3 算法设计

6.3.1 割平面生成

为了改进受限主问题的线性松弛下界，本节引入了子集行（SR）不等式。SR 不等式是增强 RLMP 最有效的不等式之一。本节定义三元组集合 $\mathbb{C} = \{\{i,j,k\} \mid i,j,k \in N, i \neq j, k \vee j \neq k\}$，对任意三元组 $S \in \mathbb{C}$ 有以下 3-SR 不等式：

$$\sum_{r \in R(S)} \theta_r \leqslant 1, \ \forall S \in \mathbb{C} \tag{6-17}$$

其中，$R(S)$ 表示至少访问三元组 S 中两个节点的路径集合。由于不等式（6-17）最多有 $|N|^3$ 个，所以可以通过全枚举来分离 3-SR 不等式。由于 3-SR 不等式的对偶值不能合并到弧的修正成本，所以需要修改定价子问题。

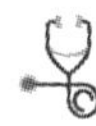

6.3.2　定价子问题和列生成

6.3.2.1　定价子问题定义

定价子问题的目标是根据当前 RLMP 的对偶变量找到检验数为负的路径，并且路径需要满足约束式（6-2）~ 式（6-9）和（6-11）~ 式（6-13），因此，定价子问题是一个带物资约束的基础最短路问题。令 π_i 为约束式（6-15）的对偶变量，$\bar{S}$ 为所有 3-SR 不等式对应的三元组 S 的集合。λ_S（$S \in \bar{S}$）为 3-SR 不等式的对偶变量，则路径 r 的检验数

$$rc_r = c_r - \sum_{i \in N} \pi_i \alpha_{ir} - \sum_{s \in S} \rho(s,r) \lambda_s \tag{6-18}$$

其中 $\rho(s,r)$ 是一个 0-1 参数，当 S 中至少有两个节点被路径 r 覆盖时为 1，否则为 0。

由于不同技能级别的医护人员派遣成本不同以及存在医患匹配约束，所以每类医护人员对应一个定价子问题，共有 $|Q|$ 个的定价子问题，每次列生成迭代时分别求解这些子问题，再把求得的路径加入主问题。下面将采用标签算法解决定价子问题。

6.3.2.2　标签算法

标签算法为精确算法，用来寻找检验数为负的基本路径，由于其在求解带资源约束的最短路问题方面表现优异，目前被广泛使用。本节参考 Righini 和 Salani 以及 Liberatore 等人提出的标签算法并做了一些改进。下面详细介绍算法的标签定义，扩展规则和占优规则。

1. 标签定义

$L_i = (i, \tau_i, f_i, load_i, N_i, rc_i(T_i), \{\chi_{i,s}\}_{s \in S})$，其中 i 为当前节点；τ_i 为当前节点可行的服务开始时间区间；f_i 表示部分路径包含的可重复使用医疗物资类别；$load_i$ 表示到达当前患者 i 累计携带的医疗物资总量；N_i 为可访问的患者集合；rc_i 为部分路径的成本，即为在患者 i 处服务开始时间 $T_i \in [\tau_i, l_i]$ 的函数；$\chi_{i,s}$ 为部分路径访问三元组 S 中的节点数。

2. 扩展规则

以生成技能级别为 q 的路径为例，标签在起点处初始化 $L_0=\{0,0,\varnothing,0,N_0,f_q,\{\chi_{0,s}\}_{s\in S}\}$，其中 $N_0=\{i\mid i\in N,q-E\leqslant q_i\leqslant q\}$；$\chi_{0,s}=0,s\in S$。当患者 i 的标签 $L_i=(i,\tau_i,f_i,load_i,N_i,rc_i(T_i),\{\chi_{i,s}\}_{s\in S})$ 沿弧 (i,j) 向前扩展到患者 j 时，新标签为 $L_j=(j,\tau_j,f_j,load_j,N_j,rc_j(T_j),\{\chi_{j,s}\}_{s\in S})$，其中：

$$\tau_j=\max\{\tau_i+s_i+t_{ij},e_j\} \tag{6-19}$$

$$f_j=\begin{cases}f_i\cup g,\ u_{jg}=1\wedge g\notin f_i\\ f_i\text{，其他}\end{cases} \tag{6-20}$$

$$load_j=\begin{cases}load_i+d_i+o_g,\ u_{jg}=1\wedge g\notin f_i\\ load_i+d_i\text{，其他}\end{cases} \tag{6-21}$$

$$N_j=\left\{h\mid h\in N_i\setminus\{j\},\tau_j+s_j+t_{jh}\leqslant l_h\right\} \tag{6-22}$$

$$\chi_{j,s}=\begin{cases}\chi_{i,s}+1,\ j\in s\\ \chi_{i,s}\text{，其他}\end{cases} \tag{6-23}$$

$$rc_j(T_j)=rc_i(T_j-s_i-t_{ij})+c_{ij}-(\pi_i+\pi_j)/2-\sum_{s\in S:\chi_{i,s}<2,\chi_{j,s}=2}\lambda_s+sc_j(T_j) \tag{6-24}$$

3. 占优规则

（1）标签内的占优：因为所有标签都有正的延迟服务惩罚项，所以标签成本函数最右端都有正的一阶导数，由于允许医护人员免费等待，所以当成本为 rc、时间为 T 的状态可以到达时，成本为 rc、时间大于 T 的状态同样可以到达。因此成本函数右端成本递增部分的所有状态都由相同时间成本更低的状态支配，如图 6-1 所示，时间为 T_2 成本为 rc_2 的状态被占优后成本变为 rc_1，其含义为在 T_1 时刻开始服务，然后免费等待至 T_2 时刻。因此，函数的右端可以表示为水平无界段。

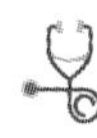

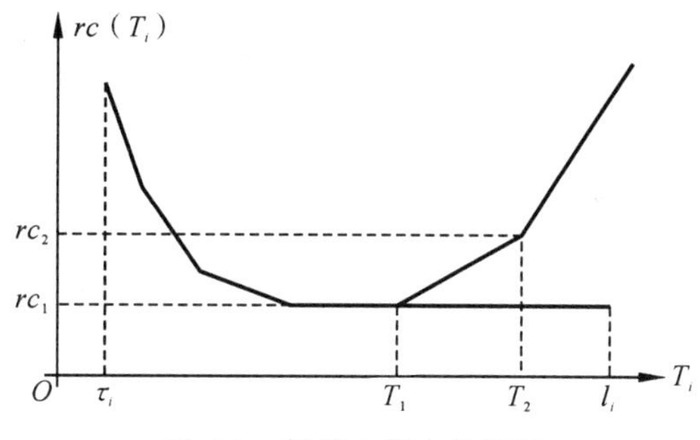

图 6-1　标签内部占优图示

（2）标签间的占优：动态规划的性能很大程度上取决于生成的状态数，没有支配规则的标签算法类似于全枚举。当标签被扩展时，首先检查是否被已有标签占优。假设 L_i' 和 L_i 为患者 i 的两个标签，当

$$\tau_i \leqslant \tau_i' \tag{6-25}$$

$$f_i \supseteq f_i'$$

$$load_i \leqslant load_i' \tag{6-26}$$

$$N_i \supseteq N_i' \tag{6-27}$$

$$rc_i - \sum_{s \in S'} \lambda_s \leqslant rc_i' \tag{6-28}$$

且至少有一个不等式严格成立，L_i' 被 L_i 支配。其中 $\bar{S}'$ 为集合 $\bar{S}$ 中满足 $\chi_{i,s} > \chi_{i,s}'$ $(S \in \bar{S})$ 的子集。

如果满足上述条件，意味着由 L_i' 扩展得到的所有基本路径都可以由 L_i 扩展得到，而且由 L_i 扩展得到的路径成本更低。因此由 L_i' 扩展得到的路径必定不为最优解，把 L_i' 从标签集合中删除。

6.3.3　初始解生成

在本节中应用自适应大邻域搜索（Adaptive Large Neighborhood Search，ALNS），在根节点生成 RMP 的初始可行路径集合 $\bar{\Omega}$，作为分支定价割平面（Branch and Price and Cut，BPC）算法的初始上界。为了快速获得初始解，将问题做了如下简化：同步服务对 $(i,i') \in P^{\text{sync}}$ 的硬时间窗 $[e_i, l_i]$ 缩减为 $[e_i, e_i]$；

所有患者的服务开始时间不允许违反软时间窗。ALNS 的具体流程见 Ropke 的研究成果，下面介绍本节使用的破坏修复算子及自适应的权重调整过程。

6.3.3.1 构造初始解

考虑到问题特性，医护中心的总成本中绝大部分为医护人员的派遣成本。所以本节目标是使用尽可能少的医护人员。将未被服务的节点按时间窗的开始时间升序排列，取出首个未被服务的节点 i，创建一条技能级别为 q_i 的路径并加入节点 i，随后按顺序遍历未被服务的节点集合，判断能否插入当前路径，重复插入节点直到找不到这样的可行节点，然后从当前节点返回起点。重复创建路径直到所有节点被访问，把当前解作为自适应大邻域搜索的初始解。

6.3.3.2 破坏算子

（1）相关移除：定义相关性度量准则 $R(i,j)$ 衡量节点 i 与节点 j 的相似程度，$R(i,j)$ 越小则表示节点 i 与节点 j 的关系越密切，在本节问题中，定义 $R(i,j)=\alpha t_{ij}+\beta\left|e_i-e_j\right|+\chi\left|q_i-q_j\right|+\varepsilon\left|d_i-d_j\right|+\phi\bar{u}(i,j)$，其中当节点 i 与节点 j 需要的可重复使用医疗物资完全一致时 $\bar{u}(i,j)$ 为 0，否则为 1。度量准则由距离、时间窗、技能级别需求、医疗物资需求组成，α、β、χ、ε、ϕ 表示各项权重。迭代选择与已经移除节点相似的节点，直到移除一定数量的节点。

（2）最差移除：给定一个解 S 和节点 i，将节点的代价定义为 $cost(i,s)=f(s)-f_{-i}(s)$，其中 $f_{-i}(s)$ 是当前解 s 中移除节点 i 后的成本。每次将导致成本变化最大的节点移除，直到移除一定数量的节点。

（3）随机移除：随机选择一定数量的节点从当前解中移除。

6.3.3.3 修复算子

（1）贪婪插入：当移除列表中的节点 i 准备插入到当前解中时，计算每个可能插入位置的成本变化，并将节点插入使得成本增加最小的可行位置，直到移除列表中的所有节点全部插入当前解。

（2）后悔插入：对于移除列表 U 中每个节点 i，定义 $\Delta f(i,m)$ 为将节点 i 插入到每条路径最佳位置的第 m 低的成本变化量，如果可以插入的路径数小于

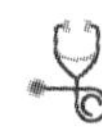

m 则 $\Delta f(i,m)=+\infty$。k-后悔插入每次选择 $i^*=\arg\max_{i\in U}\{\sum_{j=1}^{k}(\Delta f(i,j)-\Delta f(i,1))\}$ 并将其插入最佳位置，直到移除列表中的所有节点全部插入当前解。本节选择 k=2,3 的后悔插入。

6.3.3.4　自适应权重调整

为了选择要使用的破坏修复算子，为不同的算子分配权重，并使用轮盘赌法选择算子。如果有 l 个权重为 $w_i, i\in\{1,2,\cdots,l\}$ 的算子，选择算子 j 的概率为 $\dfrac{w_j}{\sum_{i=1}^{l}w_i}$ 且破坏算子与修复算子的选择相互独立。

自适应过程就是在迭代过程中动态调整每个算子的权重，尽可能多地使用表现好的算子。为衡量破坏修复算子在迭代过程中的实时表现，在每次迭代时为破坏修复算子对 (d,r) 打分：当算子对产生了一个新的全局最优解，将得到分数 σ_1；当算子对产生的解优于当前解，将得到分数 σ_2；当算子对产生的解比当前解差，但是被接受了，将得到分数 σ_3。由于不确定得分是破坏算子还是修复算子的贡献，将两种算子的分数同时增加。

将每 100 次迭代划分为一个阶段，每个阶段结束后更新算子权重，w_{ij} 为第 j 阶段算子 i 的权重，则第 j+1 阶段算子 i 的权重为 $w_{i,j+1}=w_{ij}(1-r)+r\dfrac{\pi_i}{\theta_i}$，其中 r 的取值范围为[0,1]，以控制权重的变化速度，π_i 为算子 i 在当前阶段的得分之和，θ_i 为破坏或修复算子当前阶段的总得分之和。

6.3.4　分支策略

6.3.4.1　基于弧的分支策略

当 LMP 的最优解中存在不为整数的决策变量时采用此策略，首先计算每条弧上的流量 $x_{ij}=\sum_{r\in R}\upsilon_{ijr}\theta_r$，然后选择流量最接近 0.5 的弧 (i^*,j^*) 分支。分支生成两个子节点，第一个分支选择弧 (i^*,j^*)，为了保证最优解中存在弧 (i^*,j^*)，需要在有向图中将其他所有到达患者 j^* 点的弧和其他所有离开患者

点 i^* 的弧删除，并在已经生成的访问路径中删除不包含弧 (i^*, j^*) 的路径，重新计算；第二个分支删除弧 (i^*, j^*)，为了保证最优解中不存在弧 (i^*, j^*)，需要在有向图中将弧 (i^*, j^*) 删除，并删除已有访问路径中包含弧 (i^*, j^*) 的路径，再重新计算。

6.3.4.2 基于时间窗的分支策略

由于 MP 模型松弛了同步约束，因此当 MP 的最优解为整数解时不能保证其为可行解，需要检验当前解是否满足同步约束。首先在给定路径的情况下每位患者的服务开始时间往往为一个区间，只要同步服务对的服务开始时间有交集就满足同步约束。而标签算法只能通过逆推得到其中某个时间点，需要通过其他方式判断当前解是否满足同步约束，为此建立可行性检验 FC 模型。

$$\min \sum_{\forall (i,i') \in P^{\text{sync}}} |\eta_i - \eta_{i'}| \tag{6-29}$$

$$\text{s.t.} \begin{cases} \upsilon_{ijr} = 1 \to \eta_i + t_{ij} + s_i \leqslant \eta_j,\ \forall r \in R, i, j \in N(r) & (6\text{-}30) \\ f_q + \sum_{i \in N(r)} \sum_{j \in N(r)} c_{ij} \upsilon_{ijr} + \sum_{i \in N(r)} sc_i(\eta_i) \leqslant c_r^{\mathrm{q}},\ \forall r \in \bar{R} & (6\text{-}31) \\ e_i \leqslant \eta_i \leqslant l_i,\ \forall i \in N & (6\text{-}32) \\ \eta_0 = e_0,\ \eta_{n+1} = l_0 & (6\text{-}33) \\ \eta_i \in \mathbb{R}^+,\ \forall i \in N & (6\text{-}34) \end{cases}$$

其中，$N(r)$ 为路径 r 访问的节点集合，$\bar{R}$ 为包含同步服务节点的路径集合。目标函数式（6-29）表示所有同步服务对的服务开始时间差值最小，如果目标函数为 0 则表示当前解为最优解，否则选择一个同步服务对的时间窗分支。约束式（6-30）表示一条路径上相邻两个患者的服务开始时间的关系；约束式（6-31）表示在不能超过最小成本的前提下调整服务开始时间；约束式（6-32）表示服务开始时间不能超过硬时间窗；约束式（6-33）令医护人员满足工作时间约束；约束式（6-34）表示服务开始时间为正值。由于目标函数非线性，首先对目标函数进行线性化处理即式（6-35），并增加约束式（6-36）、式（6-37）：

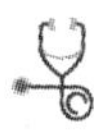

$$\min \sum_{(i,i^*)\in P^{\text{sync}}} z_{ii^*} \tag{6-35}$$

$$\eta_i - \eta_{i^*} \leqslant z_{ii^*},\ \ \forall (i,i^*) \in P^{\text{sync}} \tag{6-36}$$

$$\eta_{i^*} - \eta_i \leqslant z_{ii^*},\ \ \forall (i,i^*) \in P^{\text{sync}} \tag{6-37}$$

FC 模型的变量为$|N|$个且为非整形变量，约束数量约为 $2|N|$个，因此很容易调用求解器求解。若 FC 目标函数值为 0，则表示服务时间经调整满足了同步约束；否则表示未满足同步约束，需要对服务开始时间偏差最大的同步服务对的时间窗分支。假设同步服务对$(i,i^*)\in P^{\text{sync}}$的服务开始时间经调整后的偏差最大且$\eta_i < \eta_{i^*}$，此时同步服务对$(i,i^*)$的硬时间窗$(e_i,l_i)$将被分为$(e_i,\lfloor(\eta_i+\eta_{i^*})/2\rfloor)$和$(\lceil(\eta_i+\eta_{i^*})/2\rceil,l_i)$，即原时间窗在同步服务对的两个服务开始时间中点的位置被一分为二，且去掉了非整数部分。分支产生两个子节点，在子节点中检查已经生成的路径，删除其中不满足当前时间窗的路径然后将子节点加入分支定界树。

6.4　数值实验

6.4.1　算例构造

由于不存在适合本章问题的基准算例，本节结合问题特征，根据 Solomon 提出的标准 VRPTW 算例生成方法生成算例。具体如下：

本节使用 Solomon 的紧时间窗算例（R1, C1, RC1）给出的患者点的坐标，节点 i 和 j 之间的距离 d_{ij} 定义为欧式距离，路径成本 c_{ij} 等于两点间的距离 d_{ij}；假设每位患者的服务时间 s_i 服从 $N(60,400)$的正态分布，患者 i 偏好的软时间窗中心点服从$U[e_0+t_{0i},l_0-t_{i0}-s_i]$的均匀分布，硬时间窗与软时间窗的宽度之比为 $\eta=1.5$，患者具有$\{1,2,3\}$三种技能级别需求且占比相等，每种技能级别违反时间窗的单位惩罚成本为$\{1,2,3\}$，惩罚成本的系数 $\alpha=1$；医护人员具有$\{1,2,3\}$三种技能级别，对应派遣成本为$\{100,150,200\}$，医护中心的时间窗为[0, 480]，即医护人员最大工作时长为 480 min，医护人员的医疗物资最大容量 O

为 200 L；需要同步服务的患者比例 $\theta = 20\%$ 。固定医疗物资类别 G={0,1,2,3}，每类物资的需求占比为{40,30,20,10}，对应体积分别为{0,50,60,70}。

6.4.2 算法性能分析

为了测试本章所提的分支定价割平面（BPC）算法性能，本节与 CPLEX 软件进行对比。同时观察对 ALNS 生成的初始解的改进情况。BPC 算法和 CPLEX 的运行时间上限设置为 3 600 s，若超出时间限制则输出当前最优解，每个算例运行 3 次，取运行时间的平均值。表 6-2 中 Group 表示算例名称（如 R10 表示患者点 $|N| = 10$ 且随机分布的算例），Ini.*Obj* 表示 ALNS 生成的初始解目标函数值，Ini.*Gap* 表示初始解与最优解的相对偏差，ALNS 的运行时间包含在 BPC 的运行时间内。*Obj* 表示最优目标函数值，*T* 表示运行时间，*Gap* 表示输出解时全局上界与下界相对偏差。

表 6-2　算法性能测试表

Group	ALNS		BPC			CPLEX		
	Ini.*Obj*	Ini.*Gap*/%	*Obj*	*T*/s	*Gap*/%	*Obj*	*T*/s	*Gap*/%
C10	1 030.0	13.20	894.0	0.16	0.00	894.0	1.86	0.00
R10	1 047.0	0.00	1 047.0	0.18	0.00	1 047.0	3.96	0.00
RC10	1 105.0	3.80	1 063.0	0.43	0.00	1 063.0	42.75	0.00
C20	1 810.0	16.96	1 589.0	11.03	0.00	1 589.0	3 600	7.26
R20	1 972.0	3.19	1 909.0	0.40	0.00	1 909.0	274.45	0.00
RC20	2 117.0	2.55	2 063.0	3.59	0.00	2 063.0	3 600	2.28
C40	3 457.0	13.30	2 997.0	110.88	0.00	3 352.0	3 600	17.11
R40	3 848.0	6.29	3 602.0	72.06	0.00	3 676.0	3 600	7.78
RC40	4 353.0	13.76	3 754.0	8.82	0.00	4 083.0	3 600	12.92
C60	5 653.0	16.36	4 728.0	3 600	1.45	—	—	—
R60	5 001.0	7.30	4 636.0	3 600	2.80	—	—	—
RC60	6 116.0	13.50	5 290.0	31.77	0.00	—	—	—
C80	7 249.0	14.37	6 207.0	3 600	2.79	—	—	—
R80	6 331.0	7.34	5 866.0	3 600	7.24	—	—	—
RC80	8 028.0	12.87	6 995.0	3 600	2.05	—	—	—

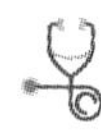

实验结果可以发现，对于小规模算例（$|N|=10$），BPC 算法和 CPLEX 软件都能求到最优解，但 BPC 算法时间上更有优势，所有算例都能在 1 s 内找到最优解。对于中规模算例（$|N|=20$，$|N|=40$），BPC 算法仍然可以全部求到最优解，且时间都在可接受范围内；但 CPLEX 软件只有 R20 能求得最优解，并且当$|N|=40$的 *Gap* 值较大。对于大规模算例（$|N|=60$，$|N|=80$），BPC 算法部分算例能求得最优解，求不到最优解的算例的 *Gap* 值都在 10%以下，属于可以接受的范围；但 CPLEX 软件在预设时间内无法找到一个可行解。此外可以看到在中规模的算例中，ALNS 生成的初始解质量与 CPLEX 相差不大，但与最优解相比差距较大，这是因为在 ALNS 中对问题做了一些简化，在后续工作中可以设计两阶段的启发式算法以提高初始解的质量。

6.4.3　灵敏度分析

6.4.3.1　降级服务最大偏差和单位惩罚成本的灵敏度分析

为了分析降级服务最大偏差 e 和违反时间窗的单位惩罚成本 α 的取值对调度的影响，观察不同参数组合下的目标函数值，其中 e 的取值为{0,1,2}；α 的取值为[0,25]的范围内间隔 0.1 的数，其余参数设置同 6.4.1 节。以算例 RC40 为例，目标函数中各项成本的变化如图 6-2 ~ 图 6-5 所示。

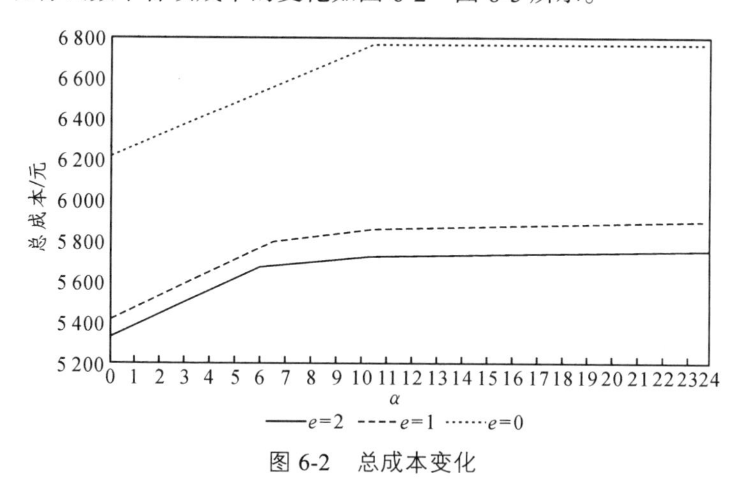

图 6-2　总成本变化

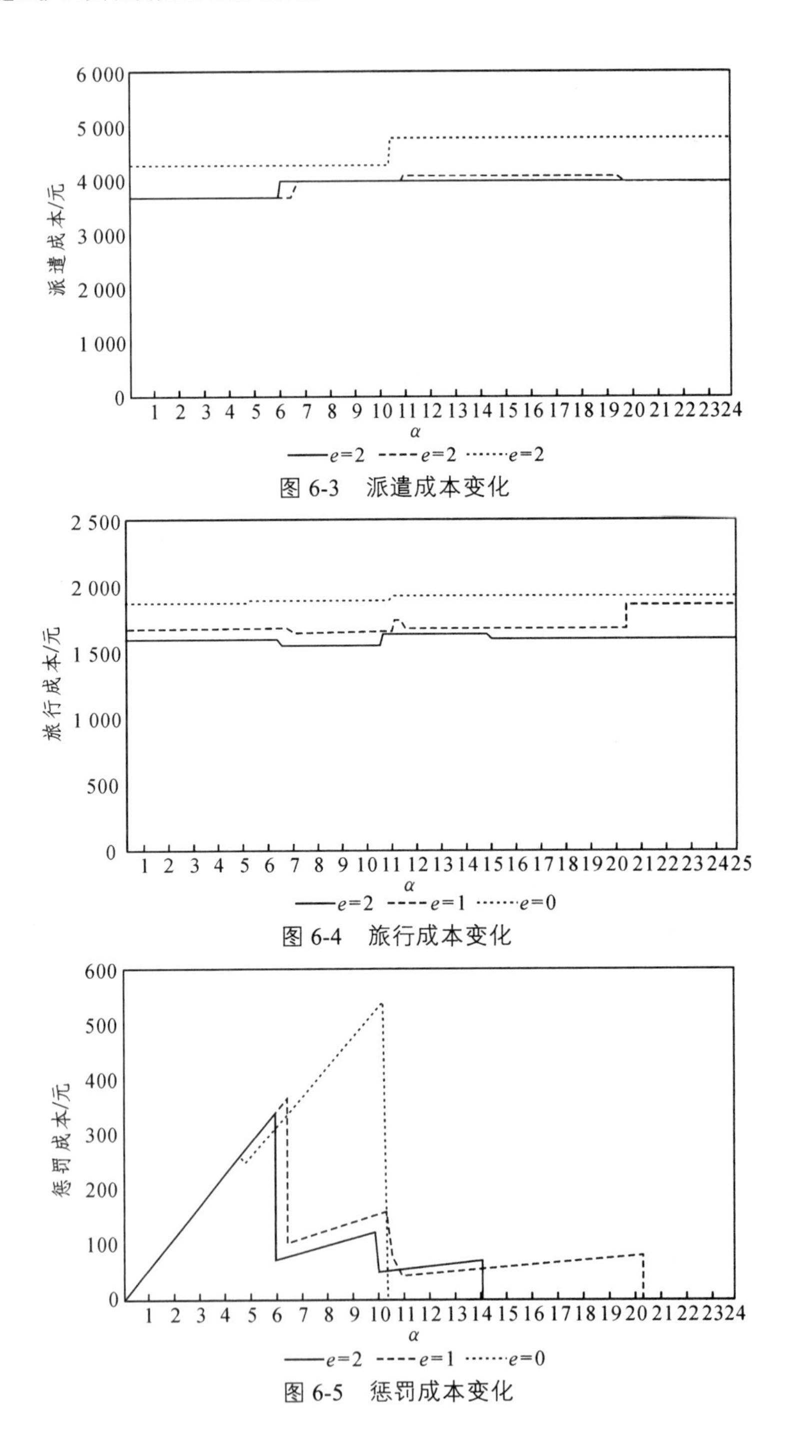

图 6-3　派遣成本变化

图 6-4　旅行成本变化

图 6-5　惩罚成本变化

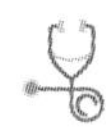

观察总成本随 α 的变化图可以看出，不论 e 取何值，总成本始终先随着 α 的增加而增加然后不再变化，且增加的趋势逐渐放缓，下面来分析一下产生此种变化趋势的原因。首先，α 的变化最直接影响到惩罚成本。观察惩罚成本的变化图可以看出惩罚成本首先随 α 的增加而线性增加，在增加到一定程度后出现断崖式下降，然后继续随 α 的增加而线性增加。可以注意到每次线性增加时的斜率是逐渐减小的，直到斜率减小到 0。其次，在惩罚成本断崖式下降的同时伴随派遣成本或旅行成本的变化。这是因为在 α 较小时违反的软时间窗个数较多，此时只要付出少部分惩罚成本就能减少更多的派遣成本和旅行成本，所以在 α 较小时惩罚成本受 α 的影响也就越敏感，当 α 增加到一定程度就需要改变访问路径或增加医护人员数以减少软时间窗的违反数。最后，软时间窗的违反数越少惩罚成本受 α 的影响也就越小，直到所有软时间窗都被满足，此时 α 再增加总成本也不会增加。

观察图 6-2 ~ 图 6-5 中不同降级服务偏差 E 的情况下总成本曲线可以看出 e 的增大会使得总成本减小，且当 e 从 0 增加到 1 时总成本的减小幅度要小于 e 从 1 增加到 2 时总成本减小幅度。产生这样的变化趋势的原因是当 e 增加时，高级别的医护人员可以访问的患者集合也会增加，部分原本由低级别医护人员服务的患者交由高级别医护人员服务，此时总的旅行成本会降低，甚至可能会减少医护人员的需求数；当 e 从 0 增加到 1 时，技能级别为 1 和 2 的医护人员患者集合都会增加，而当 e 从 1 增加到 2 时只有技能级别为 2 的医护人员的患者集合增加，所以当 e 从 1 增加到 2 时成本变化相对不明显。

医护中心的决策者在实际运营中需要综合考虑运营成本与患者的满意度，设置合适的 α 值；虽然增加降级服务的偏差可以显著降低成本，但是较高的降级服务偏差往往意味着高级别的医护人员工作量也会增加，决策者需根据实际情况谨慎选择参数的取值。

6.4.3.2　最大容量 O 的特性分析

为了分析医护人员可携带医疗物资的最大容量 O 对调度的影响，通过逐渐增加医护人员可携带医疗物资的最大容量 O，观察总成本及携带的医疗物资构成的变化。由于可重复使用的医疗物资的存在，所以医护人员访问路径的安排会影响携带医疗物资的总量。其中，可重复使用医疗物资占比为最优解中可重复使用医疗物资量占总量的比例，其表示可重复使用医疗物资的利用率，可重复使用医疗物资占比越高表示利用率越低。最大容量 O 的取值为[87,230]的范围内间隔 1 的数，其余参数设置同 6.4.1 节。以算例 RC40 为例，目标函数中总成本及可重复使用医疗物资占比的变化如图 6-6 所示。

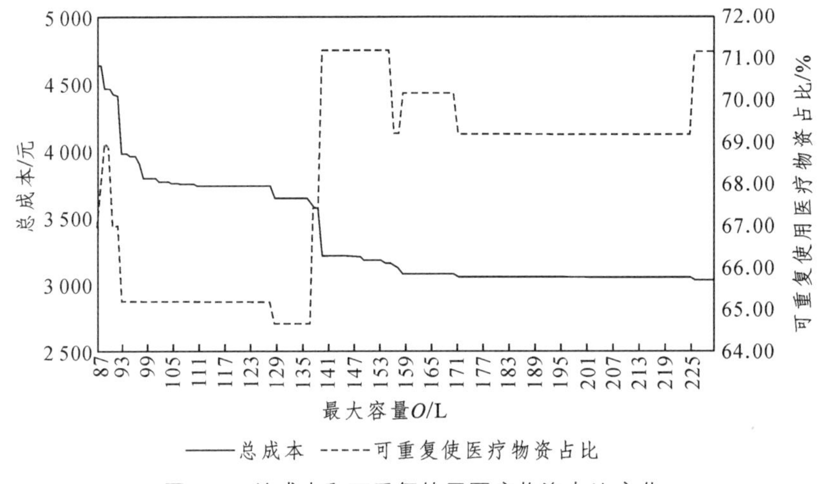

图 6-6　总成本和可重复使用医疗物资占比变化

观察图 6-6 可以看出，总成本随医护人员可携带医疗物资的最大容量 O 的增加呈减少趋势，减少到一定程度后保持不变，这是因为随着可携带医疗物资的最大容量 O 的增加，医疗物资携带量约束式（6-10）对问题的限制逐渐减弱，每位医护人员能访问的患者数逐渐增加且路径趋于灵活，总成本逐渐减少。当可携带医疗物资的最大容量 O 增大到一定程度时将不会对问题起约束作用，此时再增加最大容量也不会改变总成本。同时，可重复使用医疗物资的利用率在 O=130 左右时达到最高，当最大容量 O 较大或较小时可重复使用医疗物资的利用率都很低。这是因为当最大容量较小时（O=89），每位医护人员只负责一到两位患者，可重复使用医疗物资没有得到充分利用，其占总携带量的比例高达 68.8%；当最大容量较大时（O=230），医护人员可以一次携带多种可重复使用的医疗物资，但是其中某些医疗物资只用于某一位患

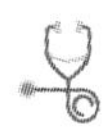

者，所以最大容量非常大时可重复使用医疗物资也没有得到充分利用，此时可重复使用医疗物资的占比高达 71.00%；当最大容量适中时（O=130），可重复使用医疗物资的占比为 64.5%，此时可重复使用的医疗物资利用率比最差的情况下提高了 6.5%，观察最优解可以发现这时每位医护人员负责的患者群体中所需的可重复使用医疗物资的类型有较高的一致性。由于医护中心可重复使用的医疗物资有限，因此在决策时在考虑总成本的前提下可适当考虑可重复使用的医疗物资的利用率以尽可能服务更多的患者。

6.4.3.3　同步约束和时间窗宽度

为分析同步约束和时间窗宽度对问题的影响，构造时间窗宽度不同的算例，其中时间窗类型为 S，M 和 L 的算例软时间窗宽度分别为 20，40 和 60，且时间窗中心一致。由于增加同步服务患者比例会从两个方面引起总成本增加：首先会引起节点数增加，其次会增加同步约束数量。为了排除节点增加的因素对总成本的影响，事先为 50%的患者创建虚拟节点构造同步服务对，然后在同步服务对之间逐渐添加同步约束观察各个算例总成本变化。同步服务患者比例 θ 的取值范围为[0,50]且间隔 5%，其余参数设置同 6.4.1 节。以算例 RC20 为例，总成本随同步服务患者比例变化如图 6-7 所示。图例中 S.cost 表示时间窗类型为 S 的总成本，S.GR 表示时间窗类型为 S 的成本变化率，其计算方式为：（当前成本–基准成本）/基准成本，基准成本为对应算例 $\theta=0$ 时的总成本，其余图例同理。

观察图 6-7 可以看出，时间窗的宽度对总成本有明显影响，随着时间窗的宽度增加，总成本明显降低，这是因为时间窗约束对模型的影响逐渐削弱，时间窗较宽时单个医护人员可以访问更多的患者，且访问路径也变得更加灵活；时间窗较窄时对模型约束性很强，此时相较于时间窗较宽的情形往往需要增加医护人员数，增加旅行成本或违反时间窗才能完成服务。另外，总成本随着同步约束的增加而增加，且同步约束对总成本的影响在不同时间窗宽度下也不同，总体来说时间窗越宽受同步约束的影响越大。这是因为当时间窗的宽度足够小时，同步服务对的服务开始时间限定在了很小的区间内，即使不考虑同步约束也有较大满足同步约束的可能性；反之当时间窗宽度较大时同步服务对的服务开始时间可能间隔较大，此时添加同步约束往往会对调度方案造成较大影响。因此，医护中心决策者需要考虑时间窗宽度和同步约束之间的相互影响才能使得调度方案更加合理。

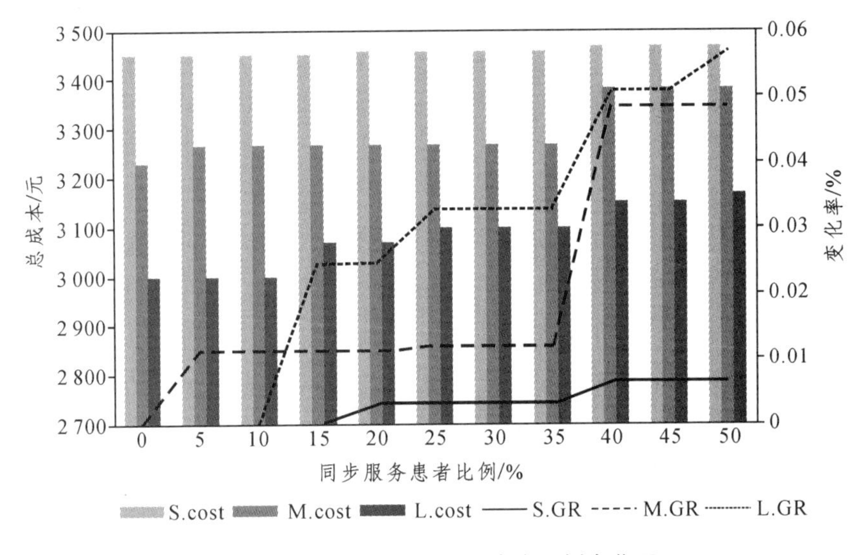

图 6-7　总成本随同步服务患者比例变化图

6.5　本章小结

本章在第 5 章的基础上将硬时间窗放宽为混合时间窗，并允许医护人员降级服务。在此基础上建立了问题数学模型并设计了分支定价割平面算法求解。本章测试了不同规模的算例，并将提出的 BPC 算法与 CPLEX 和 ALNS 进行性能比较。此外还针对问题的一些参数进行了灵敏度分析，并给 HHC 机构提供了参考性建议。后续研究中可以考虑患者的服务时间或医疗物资需求不确定的情况，以及在 BPC 算法中添加加速策略以求解规模更大的算例的情况。

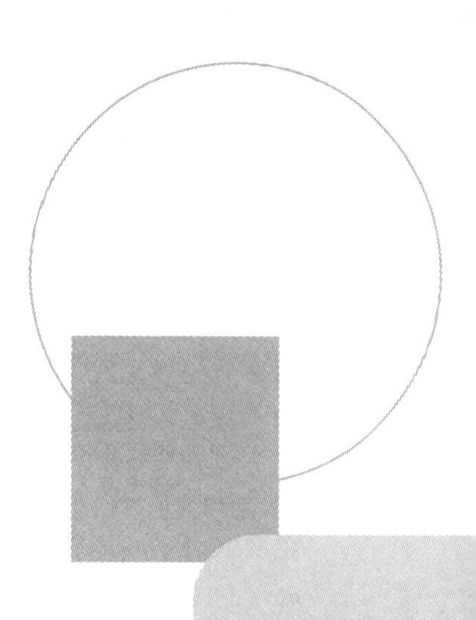

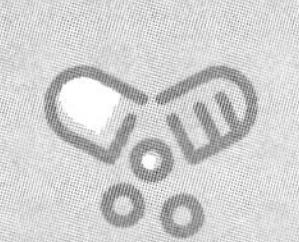

第 7 章

基于成本和参与者偏好的家庭医护人员调度优化问题

提高服务水平和降低总成本是家庭医护中心两个主要目标。但这两个目标往往是冲突的。本章的研究目标是最小化总成本，同时最大限度地提高参与者的偏好满意度。该问题被转化为一个双目标混合整数规划模型，模型考虑了患者的技能要求、服务开始时间的硬时间窗和医护人员的工作时长。患者偏好满意度取决于医护人员的技能水平和医患熟悉程度，医护人员偏好满意度取决于其加班时间。为了解决这个问题，本章在基本的 NSGA-Ⅱ框架中嵌入局部搜索算法，开发一种新的混合精英非支配排序遗传算法（hybird NSGA-Ⅱ）。在一组基准实例上的计算结果表明，与小实例的ε-约束方法相比，所开发的混合 NSGA-Ⅱ可以在更短的计算时间内获得近似的 Pareto 最优解；在中大规模实例上的表现也比基础 NSGA-Ⅱ和 SPEA-Ⅱ性能更好。最后通过一个算例分析总成本与参与者偏好满意度的权衡。

7.1 问题描述

问题可定义在完备有向图$G=(V,A)$上，$V=\{0,|N|+1\}\cup N$，其中节点 0 和$|N|+1$表示医护中心，$N=\{1,2,\cdots,|N|\}$为接受服务的患者集合，A表示弧的集合，$A=\{(i,j,k):i\in V\setminus\{|N|+1\},j\in V\setminus\{0\},k\in K,i\neq j\}$，$K=(1,2,\cdots,|K|)$为医护人员集合。每位医护人员都有一个固定的连续工作时间 R 和最长连续工作时间 L。如果工作时间超过固定工作时间但未达到最长工作时间，医护人员将获得额外的加班工资。医护中心还设置了一个时间窗口，以限制医护人员的工作时间。为了缩减医护团队的规模，本章假设派遣每个医护人员都会产生固定成本。此外，每位医护人员都具备一定的技能水平，以衡量其可服务的患者及服务质量。技能水平较高的护士具有更高的沟通或专业技能，这使患者获得更高的满意度。此外，技能水平越高，单位服务工资、单位加班工资和固定成本就越多。

每个患者都有一个服务持续时间和服务开始时间的硬时间窗，医护人员必须在硬时间窗内开始服务。当医护人员的到达时间早于时间窗的开始时间时，允许等待，但会受到等待惩罚。每个患者都有对医护人员的技能水平的

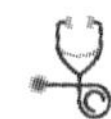

最低要求，这意味着服务必须由具有满足患者要求或更高技能水平的医护人员执行。医护人员的技能水平与患者要求的技能水平之间的偏差不能超过最大偏差 E。

不同的医护人员可能会根据自己的意愿对加班时间有不同的偏好。本章使用最长加班时长的一半$(L-R)/2$ 和 0 将加班时间划分为三种情况：无加班 σ_k^1、范围$(0,(L-R)/2)$内的短加班时间 σ_k^2 和范围$((L-R)/2, L-R)$内的长加班时间 σ_k^3。本章使用具有三维偏好向量$[\sigma_k^1,\sigma_k^2,\sigma_k^3]$来表示每个护士对不同加班时间的偏好。$\sigma_k^i (i=1,2,3)$ 的值可以是整数 0（不偏好）、1（中等偏好）和 2（最偏好）。例如，具有加班偏好向量[2, 1, 0]的护士大多不喜欢加班，适度喜欢短加班，最不喜欢长加班。

在 HHC 问题中，护士技能水平和护士与患者的熟悉程度是影响患者满意度的两个最重要因素。在本章的模型中，使用相对技能水平偏差（绝对技能水平偏差与最大技能水平偏差的比率）来表示患者的技能满意度。同时，本章引入了通过历史服务信息获得的医患熟悉度，以获取患者的偏好，它是通过记录护士以前是否为患者服务来量化的，1 表示护士以前为患者服务过，否则为 0。特别地，当周期性地更新熟悉度时，医患熟悉度可以用于刻画多周期优化问题中的服务连续性。

对于医护中心来说，患者和医护人员都是服务的参与者。因此，他们的偏好满意度可以看作一个目标。此外，患者和医护人员的最低满意度（0）和最高满意度（2）相同，更有利于将两种满意度统一起来。

7.2　数学模型

7.2.1　原问题模型

原问题模型的集合、参数与变量如表 7-1 所示。

基于以上问题描述和数学符号，建立以下基于成本和参与者偏好的家庭医护人员调度优化问题模型$[P_5]$。

表 7-1　原问题模型的集合、参数与变量

	符号	含义
集合	K	医护人员集合，$K=\{1,2,\cdots,\lvert K\rvert\}$
	N	患者集合，$N=\{1,2,\cdots,\lvert N\rvert\}$
参数	c_{ij}	弧 (i,j) 上的旅行成本，$\forall(i,j)\in A$
	t_{ij}	弧 (i,j) 上的旅行时间，$\forall(i,j)\in A$
	q_i	患者 i 的技能需求，$\forall i\in N$
	$[e_i,l_i]$	患者 i 的硬时间窗，$\forall i\in N$
	wp	医护人员提前到达患者处的单位等待成本
	E	允许降级服务的最大偏差
	s_i	患者 i 所需的服务开始时间，$\forall i\in N$
	p_{ik}	若医护人员 k 曾经为患者 i 服务过为 1，否则为 0，$\forall i\in N,k\in K$
	cf_k	医护人员 k 的派遣成本，$\forall k\in K$
	cs_k	医护人员 k 正常工作时间内的单位薪资，$\forall k\in K$
	ms_k	医护人员 k 加班工作时间内的单位薪资，$\forall k\in K$
	Q_k	医护人员 k 的技能级别，$\forall k\in K$
	$[\sigma_k^1,\sigma_k^2,\sigma_k^3]$	医护人员 k 对于加班时长的三维偏好向量，$\forall k\in K$
	R	医护人员正常工作时长
	L	医护人员最大工作时长
变量	x_{ijk}	若医护人员 k 经过弧 (i,j) 为 1，否则为 0，$\forall i,j\in V,k\in K$
	y_{ik}	若医护人员 k 选为患者 k 服务为 1，否则为 0，$\forall k\in K,i\in N$
	δ_k	医护人员 k 的加班偏好满意度，$\forall k\in K$
	τ_{ik}	医护人员为 k 到达患者 i 处的时间，$\forall k\in K,i\in N$
	w_{ik}	医护人员为 k 为患者 i 服务前的等待时间，$\forall k\in K,i\in N$
	O_k	医护人员为 k 的加班时长，$\forall k\in K$

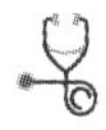

$$f_1 = \min \sum_{k\epsilon K}\sum_{i\in N}\tau_i cs_k y_{ik} + wp\sum_{k\in K}\sum_{i\in N} w_{ik} + \sum_{k\in K}\sum_{i\in V}\sum_{j\in V} c_{ij}x_{ijk} + \sum_{k\in K}\left(cf_k \sum_{j\in N} x_{0jk}\right) + \sum_{k\in K} ms_k O_k \quad (7\text{-}1)$$

$$f_2 = \max \sum_{k\epsilon K}\delta_k + \sum_{k\in K}\sum_{i\in N} y_{ik}\left(p_{ik} + \frac{Q_k - q_i}{E}\right) \quad (7\text{-}2)$$

$$\text{s.t.}\begin{cases}
\sum_{k\in K}\sum_{j\in V\{0\}} x_{ijk} = 1,\ \forall i\in N & (7\text{-}3)\\
\sum_{i\in V\{|N|+1\}} x_{ijk} - \sum_{i\in V\{0\}} x_{jik} = 0,\ \forall j\in N, k\in K & (7\text{-}4)\\
\sum_{i\in N} x_{0ik} = y_{0k},\ \forall k\in K & (7\text{-}5)\\
\sum_{i\in N} x_{i(|N|+1)k} = y_{(|N|+1)k},\ \forall k\in K & (7\text{-}6)\\
\sum_{i\in V\setminus\{|N|+1\}} x_{ijk} = y_{jk},\ \forall j\in N, k\in K & (7\text{-}7)\\
\tau_{0k} \geqslant e_0 y_{0k},\ \forall k\in K & (7\text{-}8)\\
\tau_{(|N|+1)k} \leqslant l_{|N|+1} y_{(|N|+1)k},\ \forall k\in K & (7\text{-}9)\\
w_{ik} \geqslant e_i - \tau_{ik} - M(1-y_{ik}),\ \forall i\in N, k\in K & (7\text{-}10)\\
ta_{jk} \geqslant \tau_{ik} + s_i + t_{ij} - M(1-x_{ijk}),\ \forall i\in V, k\in K & (7\text{-}11)\\
e_i y_{ik} \leqslant ta_{ik} \leqslant l_i y_{ik},\ \forall i\in N, k\in K & (7\text{-}12)\\
\sum_{k\in K} y_{ik}Q_k - E \leqslant q_i \leqslant \sum_{k\in K} y_{ik}Q_k,\ \forall i\in N & (7\text{-}13)\\
\tau_{(|N|+1)k} - \tau_{0k} \leqslant L,\ \forall k\in K & (7\text{-}14)\\
O_k = \max\{0, \tau_{(|N|+1)k} - \tau_{0k} - R\},\ \forall k\in K & (7\text{-}15)\\
\delta_k = \begin{cases} \sigma_k^1, & O_k = 0 \\ \sigma_k^2, & 0 < O_k \leqslant \dfrac{L-R}{2} \\ \sigma_k^3, & \dfrac{L-R}{2} < O_k \leqslant L-R \end{cases},\ \forall k\in K & (7\text{-}16)
\end{cases}$$

$$\text{s.t.}\begin{cases} x_{ijk} \in \{0,1\}, \ \forall i \in N, j \in V, k \in K & (7\text{-}17) \\ y_{ik} \in \{0,1\}, \ \forall i \in N, k \in K & (7\text{-}18) \end{cases}$$

目标函数式（7-1）是将总成本降至最低。函数中的第一项到第五项分别是总服务成本、加班成本、差旅费、等待罚款和固定服务成本。目标函数式（7-2）是最大限度地提高医护人员和患者的总体偏好满意度。

约束式（7-3）确保每个患者都有一名医护人员为其服务。约束式（7-4）是护士流量守恒约束，它确保如果医护人员探视患者，则医护人员必须在服务结束后离开该患者。约束式（7-5）和式（7-6）确保了如果医护人员被指派为某患者服务，则医护人员必须从医护中心开始出发，最后返回医护中心。约束式（7-7）显示了 y_{jk} 和 x_{ijk} 之间的关系。约束式（7-8）和式（7-9）确保指定的护士必须在医护中心的时间窗口内开始和结束服务。约束式（7-10）是等待时间约束。约束式（7-11）表示连续访问的到达时间的关系。约束式（7-12）确保了如果医护人员探视一名患者，到达时间必须早于患者时间窗口的结束时间。约束式（7-13）确保每个患者只能由具有满足患者要求或更高技能水平的护士服务，但所需技能水平与实际技能水平之间的差异不超过最大技能水平偏差 E。约束式（7-14）确保每个医护人员的工作时间小于最长连续工作时间。约束式（7-15）确保加班时间设置正确。约束式（7-16）将医护人员的偏好满意度定义为医护人员的加班时间的函数。约束式（7-17）和式（7-18）是用于决策变量的二进制约束。

假设所有与时间相关的参数（如行程时间、时间窗口）都是整数，并在接下来描述的线性化中利用这一特性。

7.2.2 线性化

本节中的模型是一个混合整数非线性规划模型，因为约束式（7-15）和式（7-16）是非线性的。为了通过优化求解器（如 CPLEX）来求解模型，本节需要通过采用一些线性化方法来重构模型。约束式（7-15）可以容易地线性化为约束式（7-19）和式（7-20），如下所示：

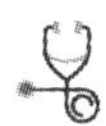

$$O_k \geqslant 0,\ \forall k \in K \tag{7-19}$$

$$O_k \geqslant \tau_{(|N|+1)k} - \tau_{0k} - R,\ \forall k \in K \tag{7-20}$$

约束式（7-16）是分段不连续函数。采用的四步线性化技术如下所述。

步骤 1：构建新的连续函数式（7-21）：

$$\delta_k = \begin{cases} (\sigma_k^2 - \sigma_k^1)O_k + \sigma_k^1, & 0 \leqslant O_k < 1 \\ \sigma_k^2, & 1 \leqslant O_k \leqslant \dfrac{L-R}{2} \\ (\sigma_k^3 - \sigma_k^2)\left(O_k - \dfrac{L-R}{2}\right) + \sigma_k^2, & \dfrac{L-R}{2} < O_k < \dfrac{L-R}{2} + 1 \\ \sigma_k^3, & \dfrac{L-R}{2} + 1 \leqslant O_k \leqslant L-R \end{cases} \tag{7-21}$$

当 O_k 的值是整数时，该函数可以确保约束式（7-16）和式（7-21）中的 δ_k 的值相同。例如，如果护士 k 有加班偏好向量[0,2,1]，图 7-1 和图 7-2 分别显示了约束式（7-16）和式（7-21）中 δ_k 和 O_k 之间的关系。

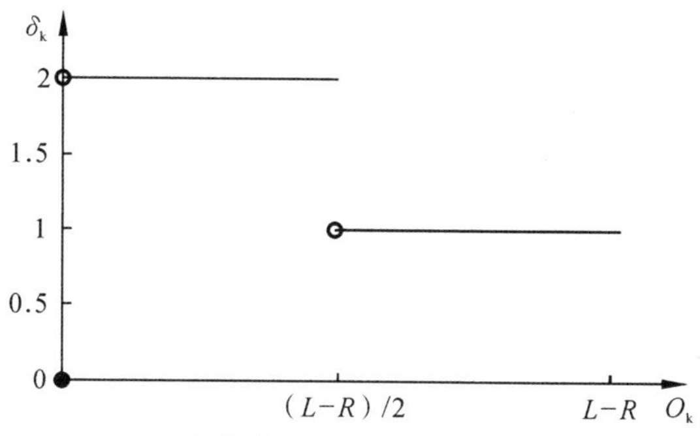

图 7-1　约束式（7-16）中 δ_k 和 O_k 的关系

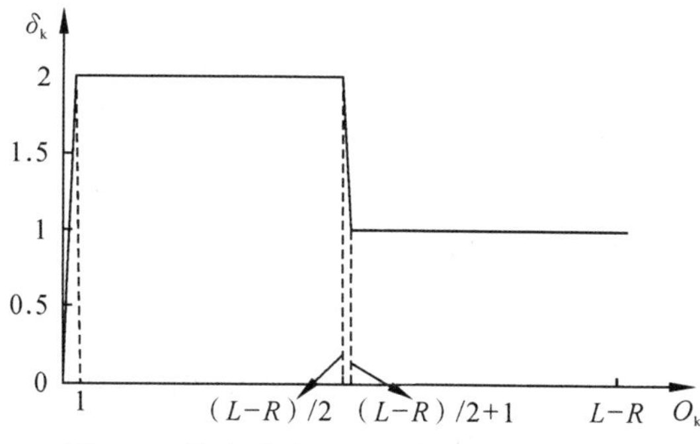

图 7-2　约束式（7-21）中 δ_k 和 O_k 的关系

步骤 2：引入变量 $\beta_{ik}(i=1,2,3,4)$ 分别表示医护人员 k 在$[0,1)$，$\left[1,\dfrac{L-R}{2}\right]$，$\left(\dfrac{L-R}{2},\dfrac{L-R}{2}+1\right)$，和$\left[\dfrac{L-R}{2}+1,L-R\right]$中的加班时间。当 $\beta_{ik}>0$ 时，$\beta_{i+1,k}>0$ 是可能的。

步骤 3：引入 0-1 决策变量γ_{ik}，当$\beta_{ik}>0$时$\gamma_{ik}=1$否则$\gamma_{ik}=0$。当$\gamma_{ik}=1$时，$\gamma_{i+1,k}=1$是可能的。

步骤 4：约束式（7-16）可以由约束式（7-22）~式（7-28）代替。

$$O_k=\beta_{1k}+\beta_{2k}+\beta_{3k}+\beta_{4k} \qquad \forall k\in K \tag{7-22}$$

$$\delta_k=\sigma_k^1+(\sigma_k^2-\sigma_k^1)\beta_{1k}+(\sigma_k^3-\sigma_k^2)\beta_{3k} \qquad \forall k\in K \tag{7-23}$$

$$\gamma_{2k}\leqslant\beta_{1k}\leqslant\gamma_{1k} \qquad \forall k\in K \tag{7-24}$$

$$\left(\frac{L-R}{2}-1\right)\gamma_{3k}\leqslant\beta_{2k}\leqslant\left(\frac{L-R}{2}-1\right)\gamma_{2k} \qquad \forall k\in K \tag{7-25}$$

$$\gamma_{4k}\leqslant\beta_{3k}\leqslant\gamma_{3k} \qquad \forall k\in K \tag{7-26}$$

$$\beta_{4k}\leqslant\left(\frac{L-R}{2}-1\right)\gamma_{4k} \qquad \forall k\in K \tag{7-27}$$

$$\beta_{ik}\geqslant 0,\gamma_{ik}\in\{0,1\} \qquad \forall k\in K \tag{7-28}$$

7.3 算法设计

由于问题的双目标性质，其最优解不是单个解，而是一组解。关于 f_1 和 f_2，尽管它们都是由医患匹配和每个医护人员的路线决定的，但是存在冲突。通常，总成本最低的调度方案没有最大的参与者偏好满意度，而参与者偏好满意度最大的调度方案也没有最低的总成本。为了给管理者提供更多的调度方案，本章的目标是找到 Pareto 最优或有效解的集合。

由于问题是 NP-hard 的，并且 CPLEX 等优化求解器是有限的，因此提出了一种元启发式算法（混合 NSGA-Ⅱ）来寻找一组近似 Pareto 最优解的非支配解。为了开发该算法，将定制的局部搜索算法嵌入到基本的 NSGA-Ⅱ框架

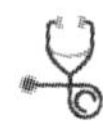

中，并设计新的元素，包括个体表示、初始种群生成过程、增强评估过程和新的交叉算子。

7.3.1　改进 NSGA-Ⅱ和 SPEA-Ⅱ的算法框架

改进 NSGA-Ⅱ和 SPEA-Ⅱ的算法框架如图 7-3、图 7-4 所示。

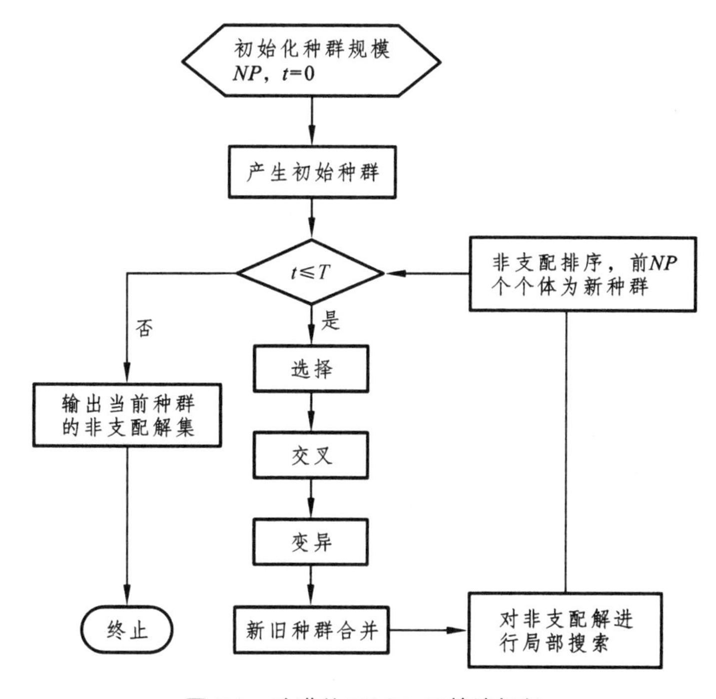

图 7-3　改进的 NSGA-Ⅱ算法框架

7.3.2　编码方式

本节设计了一种采用列表表示个体的编码方法。列表中每行第一个序号表示服务的护士，后续序列为护士服务的患者序列。该方法使得个体在搜索过程中不用反复编码和解码，且能够快速完成医患的匹配。图 7-5 采用一个例子对编码方式进行说明。

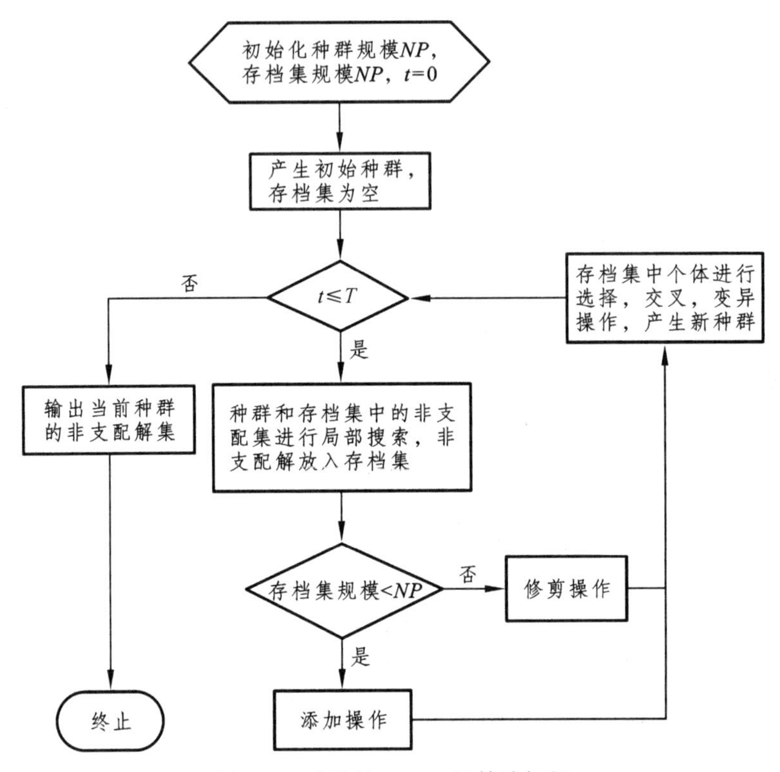

图 7-4 改进的 SPEA-Ⅱ算法框架

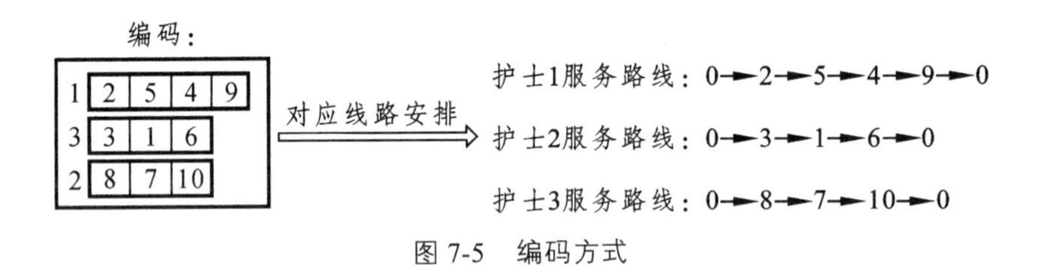

图 7-5 编码方式

7.3.3 初始解的构造

以 Solomon 提出的 VRPTW 插入算法为框架，结合问题特征，设计了新的构造初始解方法，初始解的构造流程如下：

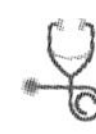

	初始解的构造流程
1	令 $N_1=\{1,2,\cdots,\|N\|\}$，$K_1=\{1,2,\cdots,\|K\|\}$
2	若 $N_1=\varnothing$，输出路径方案并退出，否则转步骤 3
3	在 K_1 中随机选择护士 k，将技能级别要求在区间 $[Q_k,Q_k-E]$ 且未被安排的患者放入集合 A
4	若 $A=\varnothing$，在 K_1 中移除 k，转步骤 2，否则转向步骤 5
5	判断 A 中是否存在满足时间窗和工作时长约束的可插入患者，若存在，按照准则 φ_1 和 φ_2 插入新患者[式（7-29）]，并在 A 和 M_1 中删除新患者，转向步骤 4，否则结束当前路径，转向步骤 2

该插入算法通过准则 φ_1 确定顾客 u 的最佳插入位置，φ_2 确定最佳的插入顾客 u^*，结合问题特性，设置 φ_1 和 φ_2 为：

$$\begin{cases}\varphi_1=\alpha_1\varphi_{11}(i,u,j)+\alpha_2\varphi_{12}(i,u,j)\\ \varphi_2=l_{\text{new}}-l\end{cases} \tag{7-29}$$

其中 $\alpha_1+\alpha_2=1$，$\varphi_{11}(i,u,j)=c_{iu}+c_{uj}-c_{ij}$，$\varphi_{12}=w_u-w_j$。$w_j$ 和 w_u 分别表示插入 u 前后护士等待服务的时间；l_{new} 与 l 分别表示插入 u 前后护士的加班时长。

两准则试图找到最大节约路径成本和早到惩罚的插入患者，插入加班时长改变最少的位置。

7.3.4　评价标准

本文采用 Deb 提出的二维向量 $[i_{\text{rank}},i_{\text{distance}}]$ 对个体 i 进行评价。其中 i_{rank} 为个体 i 的非支配秩，由反复采用郑金华等人提出的擂台赛法则构造非支配解集确定；i_{distance} 为相同秩个体按照目标一（式 7-1）升序排列后，前后两个个体的目标二（式 7-2）函数值差的绝对值。个体 i 优于 j 的条件为：（1）$i_{\text{rank}}<j_{\text{rank}}$；（2）$i_{\text{rank}}=j_{\text{rank}}$ 且 $i_{\text{distance}}>j_{\text{distance}}$。

7.3.5　选择与交叉操作

为了防止解退化，本节采用锦标赛法则进行选择操作。随机选择个体“父代1”和“父代2”进行交叉操作，具体流程如下所示：

	交叉操作的流程
1	随机选择父代1中的线路route 1，对应的服务护士为k_1
2	随机选择护士k_2，若k_2没有被父代2安排，转到步骤3，否则转到步骤4
3	移除父代2中route 1的患者，将route 1加入父代2，若父代2中有空路径，删除的空路径，结束交叉
4	k_2对应的服务线路为route 2，在父代1中移除route 2的患者，父代2中移除route 1的患者，并将route 1加入父代2，route 2加入父代1
5	删除父代1和父代2中的空路径，此时，若父代1/父代2中出现两条k_2/k_1服务的路线，转向步骤6，否则结束交叉
6	将父代1/父代2中另一条k_2/k_1服务的线路中的患者插入其他路径，并删除该线路，结束交叉

7.3.6 变异操作

为保证种群的多样性，本节采用六种变异策略，前三种和后三种分别为路径内和路径间的变异。从变异策略（1）~（3）和（4）~（6）中分别随机选择一种对个体进行变异的操作，若新个体可行，则替换旧个体。

（1）路径内两点交换：随机选择同一路径中的两个患者，交换位置。

（2）路径内2-opt：随机选择同一路径中的两个患者，将两个患者间的路径进行反转。

（3）路径内重定位：随机删除一条路径中的一个患者，然后将该患者重新插入当前路径。

（4）路径间两点交换：随机从两条不同路径中选择两个患者并交换位置。

（5）路径间2-opt：随机从两条路径中选择两个患者，分别以两个患者为分割点将每条路径分成两个部分，交换重组，得到两条新路线。

（6）路径间重定位：随机从一条路径中选择一个患者，将该患者插入另一条路径中。

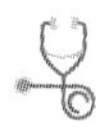

7.3.7　局部搜索

为了提高非支配解的质量，采用 7.3.6 节的六种变异策略对种群的非支配解进行局部搜索。设置一个局部搜索次数 T_a，针对每一个非支配个体，随机选择一种策略重复执行该策略 T_a次，产生新个体。若新个体占优原个体，替换掉原个体；若新个体与原个体属于非支配关系，将新个体加入非支配集。

7.4　数值实验

本节使用不同大小的实例进行了计算实验，以说明问题特性并测试混合 NSGA-Ⅱ的效率。对于小实例，通过将第 7.3 节中的线性化模型嵌入到ε-约束方法方案中来生成 Pareto 最优解，该方案通过 C#编码多次调用 CPLEX 中嵌入的分支和切割方法来实现。关于算法细节，可以参考 Laumanns 等人和 Bérubé 等人的研究。对于中型和大型实例，本节采用混合 NSGA-Ⅱ来获得近似 Pareto 最优解，并将结果与 Deb 等人研究的基本 NSGA-Ⅱ和 Zitzler 等人研究的 SPEA-Ⅱ进行比较。所有实验都是在 Intel core i7-2600@3.40 GHz 处理器上实现的，该处理器具有 16 GB 的 RAM（Random Access Memory，随机存取存储器），所有元启发式算法都用 C#编码。

由于目前没有针对本问题的标准算例，本节结合模型特征，依据 Solomon 提出的标准 VRPTW 算例生成方法，生成算例：在二维平面$[0,100]^2$上随机产生$|N|+1$ 个点，第一个点为医护中心，其余点为患者坐标。$|K|$个位于医护中心的护士为其提供服务，算例规模表示为$|N|\times|K|$。护士的标准工作时长为 480 min，最大工作时长为 540 min。患者 i 和 j 之间的距离 d_{ij} 定义为欧氏距离，设定行驶速度和单位距离的路径成本均为 1，即路径时间 t_{ij}、路径成本 c_{ij} 与距离 d_{ij} 在数值上相等。患者的服务时长服从均匀分布 $U[30,90]$。医护中心开放的时间窗为[0,540]，患者的时间窗由时间窗中心和宽度构成，分别为均匀分布 $U[e_0+t_{0i},l_0-t_{i0}-\tau_i]$ 和 $U[60,120]$的随机整数。将每位医护人员的正常工作时间设置为 480 min，最长工作时间设置为 540 min，允许的最长加班时间为 1 h。将患者和护士按技能分为三个等级：1，2，3，每个等级对应的人员

比例分别为 50%，30%和 20%。护士的固定服务成本分别为 80 元，100 元，120 元，单位时间服务成本为 0.8 元，1 元，1.2 元，加班的额外单位成本为 0.4 元，0.5 元，0.6 元。

7.4.1 问题特性分析

使用第 7.4 节中描述的方法，生成了一个由 3 名医护人员（k）和 15 名患者（i）组成的小实例，以分析问题的特性。医护中心和患者的位置来自 Solomon 研究中的基准实例的 C1 类型；护士和患者的其他信息分别如表 7-2 和表 7-3 所示。

表 7-2 医护人员信息

医护人员 k	$[\sigma_k^1,\sigma_k^2,\sigma_k^3]$
1	[0,1,2]
2	[2,0,1]
3	[2,0,1]

表 7-3 患者信息

患者 i	$[e_i,l_i]$	s_i	q_i	p_{ik}（k=1,2,3）	患者 i	$[e_i,l_i]$	s_i	q_i	p_{ik}（k=1,2,3）
1	[136,204]	67	1	[1,0,1]	9	[126,211]	50	1	[1,0,1]
2	[240,315]	59	1	[0,1,0]	10	[107,178]	39	2	[0,0,0]
3	[17,89]	49	2	[0,0,1]	11	[347,432]	49	1	[1,0,0]
4	[85,171]	53	3	[0,0,0]	12	[359,442]	54	2	[0,0,0]
5	[297,378]	39	3	[0,0,0]	13	[312,395]	57	2	[0,0,0]
6	[311,394]	48	1	[0,1,1]	14	[322,427]	45	2	[0,0,1]
7	[265,367]	68	3	[0,0,0]	15	[160,232]	44	2	[0,1,0]
8	[187,248]	51	2	[0,0,1]					

为了显示最大技能水平偏差 E 和单位等待惩罚 wp 对操作策略的影响，对每个目标函数使用字典优化来构建只有 Pareto 最优解的收益表。过程如下：

 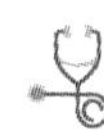

首先对优先级较高的 f_1 进行优化，得到最小值 $f_1 = f_1^{\min}$，然后通过添加约束 $f_1 = f_1^{\min}$ 来优化 f_2，以保持第一次优化的最优解。假设获得最大值 $f_2 = f_2^{\min}$，则获得具有最小总成本和最小参与者偏好满意度的极端 Pareto 最优解（$f_1^{\min}, f_2^{\min}$）。类似地，当给予 f_2 更高的优先级时，获得了具有最大总成本和最大参与者偏好满意度的极端 Pareto 最优解（$f_1^{\max}, f_2^{\max}$）。考虑到 E 的值为 1 和 2，*wp* 从 0 到 1 以 0.1 的增量变化，表 7-4 给出了在不同参数组合下通过字典优化获得的收益表。

表 7-4 不同参数组合下字典优化得到的收益

	wp	0.0	0.1	0.2	0.3	0.4	0.5	0.6	0.7	0.8	0.9	1.0
E=1	$f_1^{\min}$	1 274	1 290.5	1 308.6	1 326.7	1 343.6	1 355.3	1 362.6	1 369.9	1 377.2	1 384.5	1 391.8
	$f_2^{\min}$	12.0	12.0	12.0	12.0	13.0	11.0	11.0	11.0	11.0	11.0	11.0
	$f_1^{\max}$	1 404	1 411.9	1 421.4	1 430.9	1 440.4	1 449.9	1 459.4	1 468.9	1 478.4	1 487.9	1 497.4
	$f_2^{\max}$	16.0	16.0	16.0	16.0	16.0	16.0	16.0	16.0	16.0	16.0	16.0
E=2	$f_1^{\min}$	1 272.4	1 290.5	1 308.6	1 326.7	1 335.4	1 341.7	1 348.0	1 354.3	1 360.6	1 366.9	1 373.2
	$f_2^{\min}$	11.0	11.0	11.0	11.0	11..5	11.5	11.5	11.5	11.5	11.5	11.5
	$f_1^{\max}$	1 367.4	1 384.2	1 401.0	1 417.8	1 434.6	1 451.4	1 468.2	1 485.0	1 501.8	1 518.6	1 535.4
	$f_2^{\max}$	15.5	15.5	15.5	15.5	15.5	15.5	15.5	15.5	15.5	15.5	15.5

7.4.1.1 最大技能水平偏差 E 的灵敏度分析

在表 7-4 中，可以很容易地观察到 E 对极端 Pareto 最优解的影响有一些规律。对于大多数 *wp*，随着 E 的增加，$f_1^{\min}$ 减少，但 $f_1^{\max}$ 增加。这是因为较大的 E 会带来更可行的医患匹配机会。给 f_1 更高的优先级可以产生具有更低总成本的最优路径规划。然而，当给予 f_2 更高的优先级时，更大的 E 可能会导致医患匹配的变化，增加参与者的偏好满意度的同时总成本也会增加。

对于参与者的偏好满意度目标 f_2，可以看到，随着 E 的增加，$f_2^{\max}$ 的值减小。这是因为较大的 E 对应着更灵活的医患匹配机会。给予 f_2 更高的优先级将导致具有绝对技能水平偏差更大的但相对技能水平偏差更小的最优路径规划。同时，尽管 $f_2^{\min}$ 不规则地变化，但由于相对技能水平偏差的减少，f_2 在有效集合上的范围变得更小。

7.4.1.2 单位等待惩罚成本 *wp* 的灵敏度分析

单位等待惩罚 *wp* 直接影响护士的等待时间，目标的变化有一定的规律。以 E=1 的情况为例，考虑 *wp* 在 0 到 2 之间的变化，增量为 0.1。图 7-6 显示了在($f_1^{\min}$,$f_2^{\min}$)和($f_1^{\max}$,$f_2^{\max}$)（分别用 T_1 和 T_2 表示）的等待时间随 *wp* 的变化趋势。可以看到，当 *wp*=0 时，T_1 和 T_2 分别在 181 min 和 95 min 达到最大值，然后随着 *wp* 的增长迅速下降。这是因为随着 *wp* 的增加，路线会发生变化，以减少医护人员的等待时间。同时，当 $f_1 = f_1^{\min}$ 时的等待时间对 *wp* 更敏感，T_1 从 181 min 减少到 73 min，而当 $f_2 = f_2^{\max}$ 时，T_2 从 95 min 减少到 90 min。

四个极端目标函数值随 *wp* 变化的趋势也有一定的规律性。图 7-7 和图 7-8 分别显示了 f_1 和 f_2 的极值随 *wp* 的变化趋势。随着 *wp* 的增加，等待时间 T_1 和 T_2 减少，而 $f_1^{\min}$ 和 $f_1^{\max}$ 增加。当 *wp*=0.5 时，$f_1^{\min}$ 和 $f_1^{\max}$ 之间的差值最小，这意味着有效集合上的 f_1 范围最小。然而，$f_2^{\min}$ 随着 *wp* 的增加不规则地变化，这可以解释为当给予 f_1 更高的优先级时，在更好地降低总成本的前提下，时间表发生了变化，这导致了 $f_2^{\min}$ 的变化。当给予 f_2 更高的优先级时，$f_2^{\max}$ 保持最大值，并且不会随着 *wp* 的增加而改变。

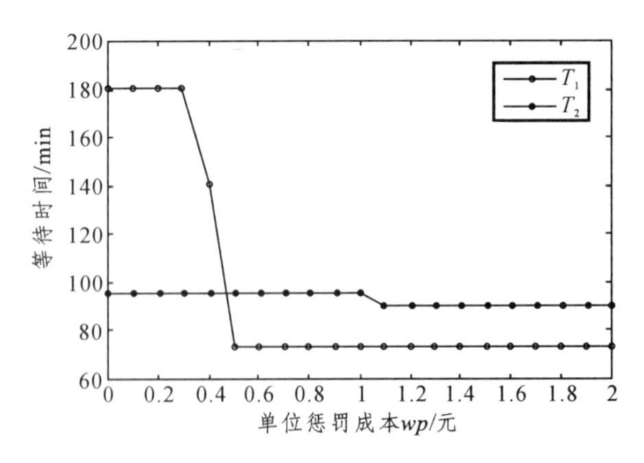

图 7-6　等待时间随 *wp* 的变化趋势

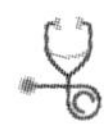

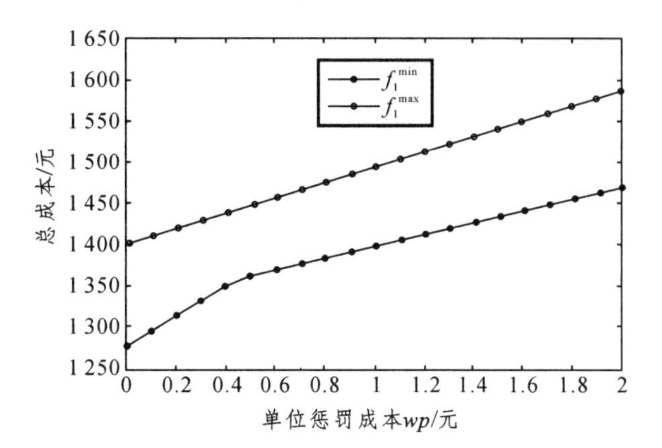

图 7-7　f_1 的极值随 wp 的变化趋势

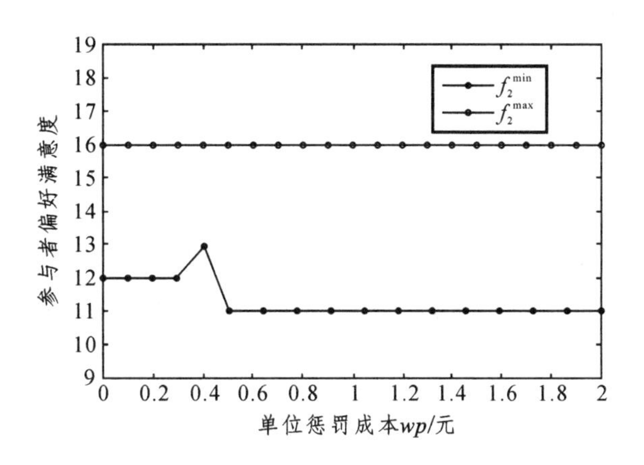

图 7-8　f_2 的极值随 wp 的变化趋势

7.4.1.3　目标之间的权衡

为了更好地分析目标之间的取舍，采用 ε -约束方法，通过将 f_2 的上限从 f_2^{max} 逐渐降低到 f_2^{min} ，使其达到常数 $1/E$，从而获得其 Pareto 最优解。图 7-9 显示了当 E=2 时，具有不同 wp 值（wp=0、0.5、1、1.5 和 2）的 Pareto 前沿曲线。

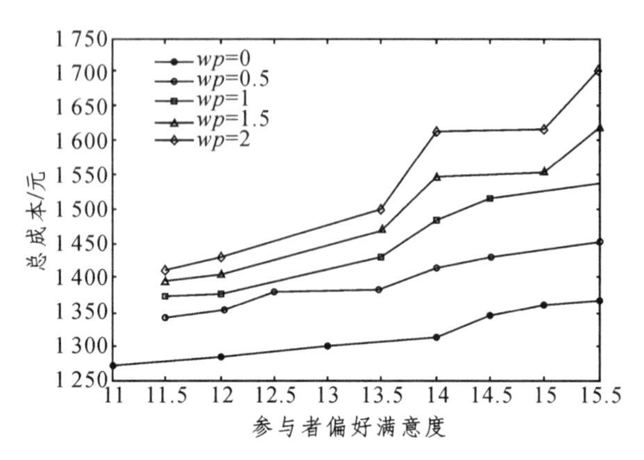

图 7-9　E =2 时 Pareto 前沿曲线

从图 7-9 可以看出，就两个目标而言，最小总成本和最大参与者的偏好满意度解决方案之间存在一定的差异，这意味着两个目标之间必然存在冲突。医护中心应谨慎地作出决定，因为向参与者提供偏好满意度将直接影响总成本。其次，从最小成本开始，随着总成本的增加，可以发现更高的偏好满意度。Pareto 前沿曲线还可以显示总成本何时随着参与者满意度的提高而缓慢增加，这对于主要专注于最小化总成本的服务提供商来说尤其重要。以 wp=2 的情况为例，当参与者的偏好满意度从 14 增加到 15 时，总成本的增量为 4.2，远小于满意度值从 13.5 增加到 14 时总成本的 110.8 的增量。

当管理者愿意花费 110.8 元将参与者的偏好满意度从 13.5 提高到 14 时，他们可能愿意再支付 4.2 元，将参与者的喜好满意度进一步提高到 15。在图 7-9 中，Pareto 前沿曲线当满意度在[14,15]范围内比[13.5，14]范围内要平缓得多；因此，Pareto 前沿曲线的陡峭度可以为管理者的决策提供参考。此外，Pareto 边界曲线可能非凸，这意味着一些 Pareto 前沿解可能不受支持，并且无法使用加权目标方法找到。

7.4.1.4　加班偏好向量的灵敏度分析

由于加班偏好向量直接影响 f_2，通过赋予 f_2 更高的优先级来分析医护人员加班偏好向量对调度的影响。以 E=2 和 wp=1 的情况为例，本节考虑了医护人员 3 具有不同加班偏好向量的 6 种情况。表 7-5 给出了极端 Pareto 最优

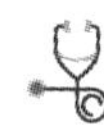

解的值($f_1^{\max}, f_2^{\max}$)，以及医护人员的工作持续时间，每个场景的括号中显示了相应的偏好满意度。

从表 7-5 中可以看出，随着医护人员 3 加班偏好向量的变化，目标值($f_1^{\max}, f_2^{\max}$)和医护人员的工作时间也发生了变化，这主要是因为医患匹配会发生变化，以最大限度地提高参与者的偏好满意度。特别是在场景 1 和场景 2 中，医护人员 3 大多不喜欢加班，并且调度方案相同；在场景 3 和场景 4 中，医护人员 3 大多喜欢较短的加班时间，他们的日程安排方案也相同；在场景 5 和 6 中，医护人员 3 大多喜欢长加班时间， $f_2^{\max}$ 的值相同，但医患匹配和医护人员的工作时间不同。尽管在场景 5 中医护人员 3 的偏好满意度可以获得最大值 2，但总成本大于场景 6。因此，可以得出结论，医患匹配和医护人员的工作时间随着医护人员加班偏好向量的变化而变化。调度方案对医护人员的加班偏好向量很敏感。

表 7-5　医护人员 3 不同加班偏好向量的计算结果

场景	医护人员 3 的加班偏好向量	($f_1^{\max}, f_2^{\max}$)	医护人员的工作时长和偏好满意度		
			医护人员 1	医护人员 2	医护人员 3
场景 1	[2,0,1]	(1535.4,15.5)	299(0)	441(2)	447(2)
场景 2	[2,1,0]	(1535.4,15.5)	299(0)	441(2)	447(2)
场景 3	[0,2,1]	(1542.6,15.0)	316(0)	394(2)	489(2)
场景 4	[1,2,0]	(1542.6,15.0)	316(0)	394(2)	489(2)
场景 5	[0,1,2]	(1564.4,14.5)	316(0)	347(2)	526(2)
场景 6	[1,0,2]	(1558.2,14.5)	311(0)	441(2)	451(1)

7.4.1.5　医患熟悉度和服务连续性之间的关系

为了重新思考医患熟悉度和服务持续性之间的联系，本节通过在天数上更新 p_{ik} ，将问题扩展到多天优化问题。以原始示例为第 1 天的信息，根据获得的调度方案更新 p_{ik} ，并引入了在第 2 天服务不同数量患者的 3 种场景：① 场景 U1：服务原始示例中的所有患者；② 场景 U2：为原始示例中的前 12 名患者提供服务；③ 场景 U3：为原始示例中的前 10 名患者提供服务。作为对比，还介绍了场景 K1、K2 和 K3，它们分别具有与场景 U1、U2 和 U3 相同的患者设置，但 p_{ik} 没有更新，并且保持与原始示例相同。由于 p_{ik} 直接影响 f_2，本节通过赋予 f_2 更高的优先级来分析调度方案。本节设置 E=2，wp=1，表 7-6 显示了每个场景中极端 Pareto 最优解的值($f_1^{\max}, f_2^{\max}$)、医护人员和患者的偏好满意度以及医患匹配。

由表 7-6 可知，在第 1 天，通过历史服务信息获得 p_{ik}，可以获得医患匹配，总患者的偏好满意度为 11.5。在第 2 天，根据第 1 天的医患匹配信息，将情景 U1、U2、U3 中的 p_{i3}（i=4、5、7）和 p_{i2}（i=10、12、13、14）的值更新为 1，以表明患者 4、5 和 7 由医护人员 3 服务，患者 10、12，13 和 14 由医护人员 2 服务。与第 2 天没有更新 p_{ik} 的场景相比，发现 K1 中的调度方案与 U1 中的调度方式相似。然而，U2 和 K2 中的一些医患匹配是不同的，例如，患者 10 在 U2 中由医护人员 2 服务，但在 K2 中由医护人员 3 服务。通过对 U3 和 K3 的调度比较可以获得类似的规律性。此外，还发现患者在更新 p_{ik} 时的偏好满意度总是大于不更新 p_{ik} 的偏好满意度。因此，更新 p_{ik} 可以提高患者的偏好满意度，并且调度方案对日常 HHCSRP 中的 p_{ik} 很敏感。

另一方面，从服务连续性的角度，可以看到，无论 p_{ik} 是否更新（场景 U1，场景 K1），在第 1 天为相同的患者服务时，第 2 天的医患匹配也与第 1 天相同。当在 U2 和 U3 的第 2 天为不同数量的患者提供服务时，所有患者都可以由熟悉的医护人员（在第 1 天或第 1 天之前为相应的患者提供过服务）提供服务。然而，在 K2 和 K3 中，一些患者是第一次由医护人员提供服务，这最终导致探访同一患者的不同医护人员数量增加，服务连续性下降。例如，在这两天中，当更新 p_{ik} 时探访患者 10 的医护人员的数量是 1（医护人员 2），而当不更新 p_{ik} 的时候探访患者 10（医护人员 2 和 3）的医护人员数量是 2。因此，在多天优化问题中，在几天内更新 p_{ik} 可以让更少的不同医护人员为患者提供服务，从而获得更高的服务连续性。

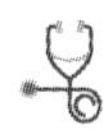

表 7-6　每个实例的调度信息

天数	场景	$(f_1^{\max}, f_2^{\max})$	医护人员偏好满意度	患者偏好满意度	医患匹配关系
第 1 天	初始算例	(1 535.4,15.5)	4	11.5	**1:** {1,11}; **2:** {2,10,12,13,14,15}; **3:** {3,4,5,6,7,8,9}.
第 2 天（更新 p_{ik}）	U1	(1 535.4,22.5)	4	18.5	**1:** {1,11}; **2:** {2,10,12,13,14,15}; **3:** {3,4,5,6,7,8,9}.
	U2	(1 456.4,19.5)	4	15.5	**1:** {1,11}; **2:** {2,10,12}; **3:** {3,4,5,6,7,8,9}.
	U3	(1 138.0,17.5)	4	13.5	**1:** {9}; **2:** {2,10}; **3:** {1,3,4,5,6,7,8}.
第 2 天（未更新 p_{ik}）	K1	(1 535.4,15.5)	4	11.5	**1:** {1,11}; **2:** {2,10,12,13,14,15}; **3:** {3,4,5,6,7,8,9}.
	K2	(1 322.6,14.5)	4	10.5	**1:** {1,11}; **2:** {2,6,12}; **3:** {3,4,5,7,8,9,10}.
	K3	(1 042.4,13.5)	4	9.5	**1:** {1}; **2:** {2,6}; **3:** {3,4,5,7,8,9,10}.

注：粗体数字表示医护人员，对应的集合表示服务的患者。

7.4.2　算法性能分析

为了评估所提出的混合 NSGA-Ⅱ的性能，本节通过采用第 7.4 节中描述的方法生成了几个实例。对于每个实例，考虑 E=1 和 E=2 的两种情况，并且单位等待惩罚 wp 被设置为 1。算法参数设置为 $P_c = 0.95$（交叉概率）、$P_m = 0.1$（突变概率）和 $T_{\text{local}} = 10$（局部搜索迭代次数）。问题规模和终止运行时间限制随着问题大小的增加而增加。

可以使用几个性能指标来评估元启发式生成的 Pareto 前沿的近似值。在本节研究中，使用了两个众所周知的质量指标（距离和比率指标）来比较混合 NSGA-Ⅱ与参考解决方案集的结果。对于小实例，Ω^*是通过ε-约束方法获得的 Pareto 最优解的集合。对于中大型实例，它是通过取混合 NSGA-Ⅱ、基本 NSGA-Ⅱ和基本 SPEA-Ⅱ获得的所有解的并集,并去除支配解来近似的。

（1）距离度量 DI_R：从算法 l 获得的非支配解集 Ω_l 相对于参考集 Ω^* 的平均距离。

$$DI_R(\Omega_l)=\frac{1}{\left|\Omega^*\right|}\sum_{y\in\Omega^*}\min\{d_{xy}\mid x\in\Omega_l\} \tag{7-30}$$

其中，d_{xy} 是归一化目标空间中的解 x 和参考解 y 之间的距离 $d_{xy}=\sqrt{(f_1^*(x)-f_1^*(y))^2+(f_2^*(x)-f_2^*(y))^2}$；且 l=1、2 和 3 分别表示混合 NSGA-Ⅱ、基本 NSGA-Ⅱ和基本 SPEA-Ⅱ。f_1^* 和 f_2^* 分别是第一个和第二个归一化目标函数值。Ishibuchi 等人的研究成果中描述了归一化的细节。DI_R 可以测量算法的非支配解集 Ω_l 和参考集 Ω^* 之间的接近度。DI_R 的值越小，非支配解就越接近参考集。

（2）比率度量 ρ_l：集合 $P_l=\{x\in\Omega_l\mid x\in\Omega^*\}$ 与 $\left|\Omega^*\right|$ 中元素数量的比率。

$$\rho_l=\frac{\left|P_l\right|}{\left|\Omega^*\right|} \tag{7-31}$$

ρ_l 可以度量算法 l 获得的参考集中非支配解的数量。ρ_l 的值越大，算法获得的非支配解越多。

7.4.2.1 小规模算例

为了评估所提出的混合 NSGA-Ⅱ的质量，本节生成了多达 20 名患者的 18 个实例，其中包括这三种类型的患者。表 7-7 给出了计算结果，包括在 CPLEX 软件中实现的ε-约束方法的运行时间、混合 NSGA-Ⅱ、基本 NSGA-Ⅱ和基本 SPEA-Ⅱ在 10 次运行中与参考集相比的平均距离度量 DI_R 和最佳比率度量 ρ。混合 NSGA-Ⅱ的种群大小 NP 和运行时间限制 T 也如表 7-7 所示。

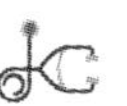

表 7-7　小规模算例计算结果

参数	算例		E = 1							E = 2						
	类型	$\|N\|\times\|K\|$	ε-约束运行时间/s	混合 NSGA-Ⅱ		基本 NSGA-Ⅱ		基本 SPEA-Ⅱ		ε-约束运行时间/s	混合 NSGA-Ⅱ		基本 NSGA-Ⅱ		基本 SPEA-Ⅱ	
				ρ_1	DI_R (Ω_1)	ρ_2	DI_R (Ω_2)	ρ_3	DI_R (Ω_3)		ρ_1	DI_R (Ω_1)	ρ_2	DI_R (Ω_2)	ρ_3	DI_R (Ω_3)
$NP=40$ $\overline{NP}=20$ $T=5$	R1	10×3	22.023	0.500	0.071	0.500	0.071	0.500	0.071	24.215	1.000	0.000	0.000	3.135	1.000	0.000
	C1	10×3	39.778	0.500	0.196	0.167	0.232	0.500	0.192	65.767	0.571	0.204	0.143	0.463	0.571	0.243
	CR1	10×3	21.594	0.667	0.107	0.000	5.959	0.000	5.949	50.758	1.000	0.244	0.750	1.439	0.750	1.882
	R2	10×3	31.594	1.000	0.000	1.000	0.054	0.500	0.104	62.232	0.667	0.229	0.333	0.529	0.333	0.437
	C2	10×3	42.974	1.000	0.000	0.667	0.330	0.667	0.514	56.480	1.000	0.083	0.000	0.836	0.250	0.760
	CR2	10×3	30.610	1.000	0.000	1.000	0.000	1.000	0.000	50.082	0.667	0.074	0.667	0.103	1.000	0.036
$NP=60$ $\overline{NP}=30$ $T=15$	R1	15×3	40.202	1.000	0.000	1.000	0.000	0.000	1.283	40.270	1.000	0.000	1.000	0.000	1.000	0.000
	C1	15×3	1.485×10^2	0.600	0.154	0.400	0.207	0.600	0.184	2.311×10^2	0.667	0.203	0.333	0.361	0.667	0.225
	CR1	15×3	58.824	1.000	0.107	0.750	0.167	1.000	0.122	88.427	0.833	0.186	0.833	0.192	0.833	0.255
	R2	15×3	41.449	1.000	0.000	0.000	0.819	1.000	0.327	42.830	1.000	0.000	0.000	1.329	1.000	0.259
	C2	15×3	61.614	0.600	0.303	0.600	0.822	0.400	0.543	62.298	0.750	0.196	1.000	0.173	1.000	0.171
	CR2	15×3	70.714	0.750	0.138	0.500	0.276	0.500	0.254	1.636×10^2	0.800	0.155	0.600	0.271	0.600	0.225

续表

参数	算例		E = 1							E = 2						
	类型	$\|M\|\times\|K\|$	ε-约束运行时间/s	混合NSGA-Ⅱ		基本NSGA-Ⅱ		基本SPEA-Ⅱ		ε-约束运行时间/s	混合NSGA-Ⅱ		基本NSGA-Ⅱ		基本SPEA-Ⅱ	
				ρ_1	DI_R（Ω_1）	ρ_2	DI_R（Ω_2）	ρ_3	DI_R（Ω_3）		ρ_1	DI_R（Ω_1）	ρ_2	DI_R（Ω_2）	ρ_3	DI_R（Ω_3）
$NP=80$ $\overline{NP}=40$ $T=30$	R1	20×5	2.863×10^3	0.364	0.287	0.091	0.353	0.273	0.375	9.685×10^3	0.500	0.102	0.333	0.122	0.417	0.149
	C1	20×5	1.543×10^4	0.250	0.165	0.083	0.181	0.250	0.166	3.247×10^4	0.500	0.201	0.000	1.763	0.000	2.267
	CR1	20×5	8.831×10^2	0.917	0.052	0.833	0.066	0.917	0.048	4.819×10^3	0.750	0.174	0.500	0.180	0.833	0.149
	R2	20×5	8.761×10^2	0.875	0.099	0.750	0.203	0.875	0.088	4.032×10^3	0.833	0.225	0.167	0.290	0.833	0.249
	C2	20×5	1.062×10^3	0.750	0.241	0.500	0.447	0.750	0.336	5.021×10^4	1.000	0.128	0.000	0.536	0.000	0.538
	CR2	20×5	6.566×10^2	0.667	0.132	0.667	0.128	0.667	0.140	1.649×10^3	0.313	0.154	0.188	0.200	0.438	0.148

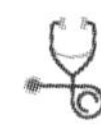

从表 7-7 中可以观察到，无论 E=1 还是 E=2，ρ_l 都随着问题规模的增长而减小，但 $DI_R(\Omega_1)$ 的值总是小于 0.303。可以得出结论，混合 NSGA-Ⅱ获得的非支配解集与参考集非常接近。在运行时间方面，ε-约束方法的运行时间随着问题规模的增加而迅速增加，这与混合 NSGA-Ⅱ的运行时间有很大不同。例如，当问题大小为 20×5 时，且 E=1 和 E=2 时，ε-约束方法的运行时间分别高达 15 430 s 和 50 210 s，但混合 NSGA-Ⅱ可以在 30 s 内获得近似的 Pareto 最优解。与 ε-约束方法相比，混合 NSGA-Ⅱ在小实例中可以在更短的计算时间内获得近似的 Pareto 最优解。

另一方面，可以从表 7-7 中看到，当 E=1 时，ρ_1 在所有实例上都大于或等于 ρ_2 和 ρ_3，并且 $DI_R(\Omega_1)$ 在 14 个实例上总是小于 $DI_R(\Omega_2)$ 和 $DI_R(\Omega_3)$。

类似地，当 E=2 时，对于 14 个实例，ρ_1 大于或等于 ρ_2 和 ρ_3，$DI_R(\Omega_1)$ 小于 $DI_R(\Omega_2)$ 和 $DI_R(\Omega_3)$。因此，当与基本 NSGA-Ⅱ和 SPEA-Ⅱ相比时，混合 NSGA-Ⅱ可以在小规模算例下获得更多更好的非支配解决方案。

7.4.2.2　大中型规模算例

对于中大型实例（25≤|N|≤100 和 6≤|K|≤25），本节比较了混合 NSGA-Ⅱ与基本 NSGA-Ⅱ和 SPEA-Ⅱ的性能。ε-约束方法由于其耗时的性质尚未经过测试。表 7-8 提供了所有实例的详细结果，其中给出了种群大小 NP、三种算法的运行时间限制 T 以及基本 SPEA-Ⅱ中的归档大小 $\overline{NP}$。对于每个实例，它还显示了三种算法在 10 次运行中的平均距离度量 DI_R 和最佳比率度量 ρ。通过取三种算法获得的所有解的并集并去除主导解来近似参考集。

从表 7-8 中可以看出，对于 E=1 时的 21 个实例和 E=2 时的 22 个实例，混合 NSGA-Ⅱ可以获得最多数量的 Ω^*。在 E=1 时的 17 个实例和 E=2 时的 21 个实例上，$DI_R(\Omega_1)$ 总是小于 $DI_R(\Omega_2)$ 和 $DI_R(\Omega_3)$，也就是说，混合 NSGA-Ⅱ获得的非支配解集在大多数情况下最接近参考集。一方面，对于 E=1 时的 17 个实例和 E=2 时的 20 个实例，混合 NSGA-Ⅱ可以获得比其他两种算法更多更好的非支配解。另一方面，与 E=1 的情况相比，在更多的情况下，当 E=2

表 7-8　中大规模算例计算结果

参数	算例		$E=1$						$E=2$					
	类型	$\lvert N\rvert\times\lvert K\rvert$	混合 NSGA-Ⅱ		基本 NSGA-Ⅱ		基本 SPEA-Ⅱ		混合 NSGA-Ⅱ		基本 NSGA-Ⅱ		基本 SPEA-Ⅱ	
			ρ_1	DI_R（Ω_1）	ρ_2	DI_R（Ω_2）	ρ_3	DI_R（Ω_3）	ρ_1	DI_R（Ω_1）	ρ_2	DI_R（Ω_2）	ρ_3	DI_R（Ω_3）
$NP=80$ $\overline{NP}=40$ $T=40$	R1	25×6	0.667	0.073	0.667	0.079	0.917	0.018	0.800	0.080	0.133	0.176	0.400	0.114
	C1	25×6	0.643	0.111	0.214	0.119	0.214	0.103	0.875	0.062	0.063	0.130	0.438	0.111
	CR1	25×6	1.000	0.122	0.000	0.193	0.111	0.161	0.692	0.149	0.462	0.188	0.231	0.203
	R2	25×6	1.000	0.047	0.429	0.219	0.571	0.091	0.667	0.192	0.111	0.358	0.556	0.143
	C2	25×6	0.867	0.062	0.333	0.110	0.467	0.097	0.333	0.288	0.111	0.328	0.556	0.296
	CR2	25×6	1.000	0.099	0.100	0.155	0.300	0.124	0.938	0.162	0.000	0.244	0.250	0.174
$NP=100$ $\overline{NP}=50$ $T=150$	R1	50×12	0.391	0.119	0.609	0.086	0.000	0.139	0.520	0.124	0.320	0.148	0.160	0.170
	C1	50×12	0.727	0.149	0.273	0.134	0.000	0.177	0.381	0.194	0.429	0.164	0.191	0.160
	CR1	50×12	0.375	0.095	0.583	0.075	0.083	0.166	0.769	0.081	0.192	0.116	0.039	0.132
	R2	50×12	0.474	0.151	0.368	0.123	0.158	0.242	0.619	0.173	0.191	0.186	0.191	0.190
	C2	50×12	0.810	0.104	0.191	0.144	0.000	0.170	0.550	0.188	0.450	0.136	0.000	0.279
	CR2	50×12	0.600	0.073	0.280	0.118	0.120	0.172	0.667	0.273	0.167	0.288	0.167	0.322

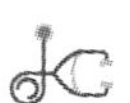

续表

参数	算例		$E=1$						$E=2$					
	类型	$\|N\|\times\|K\|$	混合 NSGA-Ⅱ		基本 NSGA-Ⅱ		基本 SPEA-Ⅱ		混合 NSGA-Ⅱ		基本 NSGA-Ⅱ		基本 SPEA-Ⅱ	
			ρ_1	DI_R（Ω_1）	ρ_2	DI_R（Ω_2）	ρ_3	DI_R（Ω_3）	ρ_1	DI_R（Ω_1）	ρ_2	DI_R（Ω_2）	ρ_3	DI_R（Ω_3）
$NP=120$ $\overline{NP}=50$ $T=300$	R1	75×17	0.675	0.272	0.150	0.316	0.175	0.285	0.333	0.2601	0.333	0.274	0.333	0.269
	C1	75×17	0.563	0.119	0.313	0.159	0.125	0.136	0.737	0.085	0.158	0.278	0.105	0.594
	CR1	75×17	0.333	0.315	0.333	0.349	0.333	0.316	0.667	0.104	0.167	0.223	0.167	0.250
	R2	75×17	0.857	0.051	0.000	0.293	0.143	0.242	0.750	0.109	0.150	0.303	0.100	0.315
	C2	75×17	0.727	0.120	0.091	0.273	0.182	0.325	0.870	0.189	0.087	0.223	0.044	0.371
	CR2	75×17	0.870	0.101	0.044	0.327	0.087	0.382	0.800	0.176	0.200	0.378	0.000	0.465
$NP=120$ $\overline{NP}=50$ $T=500$	R1	100×25	0.833	0.091	0.111	0.168	0.056	0.315	0.900	0.118	0.050	0.229	0.050	0.260
	C1	100×25	0.905	0.100	0.095	0.254	0.000	0.177	0.692	0.122	0.231	0.164	0.077	0.214
	CR1	100×25	0.652	0.121	0.217	0.152	0.130	0.240	0.600	0.187	0.000	0.299	0.400	0.222
	R2	100×25	0.762	0.110	0.048	0.176	0.191	0.299	0.682	0.115	0.136	0.200	0.182	0.313
	C2	100×25	0.604	0.094	0.094	0.113	0.302	0.093	0.778	0.086	0.167	0.147	0.056	0.264
	CR2	100×25	0.700	0.090	0.150	0.168	0.150	0.194	0.850	0.103	0.100	0.204	0.050	0.260

时，混合 NSGA-Ⅱ可以获得更多更好的非支配解。同时，当实例大小大于 50×12 时，除了当 E=1 时问题大小为 100×25 的实例 C2 外，混合 NSGA-Ⅱ总是可以获得更多的非支配解和与参考集的最小距离。因此，在大规模实例或 E 很大的情况下，混合 NSGA-Ⅱ的效率比其他两种算法的效率更明显。

7.4.2.3 三种算法的配对样本 t 检验

为了使结果在统计学上令人信服，本节进行了配对样本 t 检验，将混合 NSGA-Ⅱ与其他两种算法进行比较。表 7-9 给出了当 E=1 和 E=2 时，小型、中型和大型实例的 p 值。术语“t-test(A,B)”是指进行配对 t 检验来判断算法 A 和 B 之间是否存在显著差异。假设显著性水平为 0.01，这表明如果相应的 p 值小于 0.01，则算法 A 的性能在统计学意义上与 B 显著不同。

表 7-9 三种算法的配对样本 t-检验

t-检验实验		$E = 1$		$E = 2$	
		$P(\rho)$	$P[DI_R(\Omega)]$	$P(\rho)$	$P[DI_R(\Omega)]$
小规模算例	t-检验（混合 NSGA-Ⅱ，基本 NSGA-Ⅱ）	0.034 3	0.163 8	0.000 3	0.009 4
	t-检验（混合 NSGA-Ⅱ，基本 SPEA-Ⅱ）	0.081 6	0.146 7	0.177 0	0.050 0
中大规模算例	t-检验（混合 NSGA-Ⅱ，基本 NSGA-Ⅱ）	0.000 0	0.003 9	0.000 0	0.000 6
	t-检验（混合 NSGA-Ⅱ，基本 SPEA-Ⅱ）	0.000 0	0.001 1	0.000 0	0.000 3

从表 7-9 中，可以看到，对于小型例子，当 E=2 时，除了 t 检验（混合 NSGA-Ⅱ，基本 NSGA-Ⅱ）外，所有的 p 值都大于 0.01，这意味着与基本 NSGA-Ⅱ和 SPEA-Ⅱ相比，混合 NSGA-Ⅱ的优势并不明显。然而，对于中型和大型实例，所有 p 值都小于 0.01，混合 NSGA-Ⅱ在两个指标上优于基本 NSGA-Ⅱ和 SPEA-Ⅱ。这可以进一步证明混合 NSGA-Ⅱ的优势在数据量更大的情况下更明显。

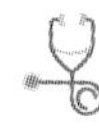

由此可以得出结论，与基本 NSGA-Ⅱ和 SPEA-Ⅱ相比，混合 NSGA-Ⅱ可以获得更多的非支配解，并且非支配解集更接近参考集。尽管混合 NSGA-Ⅱ无法获得确切的 Pareto 前沿，但可以在短时间内获得近似的 Pareto 前沿，这仍然可以快速为管理者提供理想的决策指导。

7.5　本章小结

本章提出了一个同时考虑总成本和参与者偏好满意度的家庭医护人员调度问题，建立了双目标混合整数规划模型，该模型考虑了患者的技能级别需求、硬时间窗和医护人员的工作时间。计算结果表明：调度方案受到最大技能级别偏差 E 和单位等待惩罚成本 wp 的影响；两个目标函数之间存在冲突，参与者的偏好满意度将直接影响总运营成本，Pareto 边界曲线的斜率可以作为管理者决策的参考；日常调度方案受医患熟悉度和医护人员加班偏好的影响；在多天优化问题中，以天为单位更新 p_{ik} 可以提高患者的偏好满意度。

此外，本章针对问题设计了新的混合 NSGA-Ⅱ算法。数值研究表明，与 ε-约束算法相比，混合 NSGA-Ⅱ可以在更短的计算时间内获得近似 Pareto 最优解。对于中大型实例，将混合 NSGA-Ⅱ与基本 NSGA-Ⅱ和 SPEA-Ⅱ的性能进行了比较，结果表明，混合 NSGA-Ⅱ可以获得更多的非支配解。混合 NSGA-Ⅱ的效率在较大实例中的优势则更为明显。

本章考虑医护人员对加班的偏好以及患者对医护人员技能级别和医患熟悉度的偏好。未来的研究可以考虑一些不确定因素（如患者不确定的药物需求、随机旅行时间）来扩展当前的问题，也可以开发更有效的精确方法来求解大型实例。

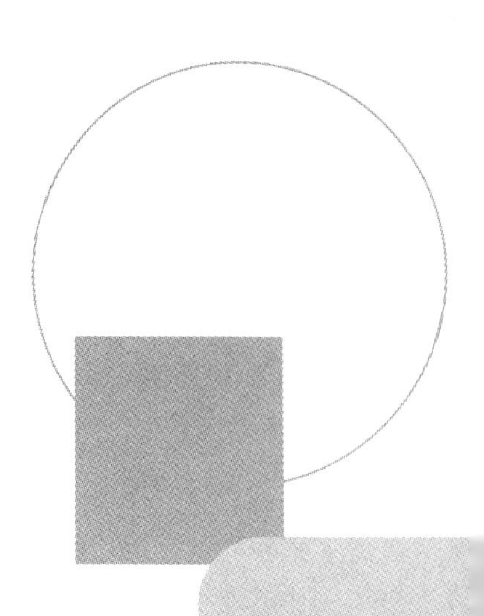
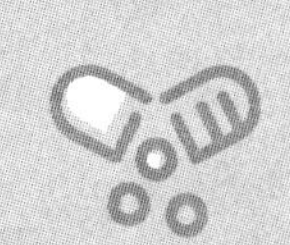

第8章 考虑患者时间窗偏好的周期性家庭医护人员调度优化问题

针对周期性家庭医护人员调度问题，研究患者接受医疗服务的频次固定，但有多个服务时间窗可以选择，并对不同时间窗接受服务有不同偏好的情形。以最小化运营成本、最大化时间窗偏好和医患匹配偏好为目标建立混合整数线性规划模型，并设计混合禁忌搜索算法对问题进行求解。数值实验表明：医护人员的最大降级数越大，路径成本和目标函数值越小；随着患者对时间窗偏好的权重和医患匹配偏好权重的增大，路径成本增大，而目标函数值减小；混合禁忌搜索算法能有效地求解各种规模的算例。

8.1 问题描述

患者结合自身需求向医护中心预约上门服务，医护中心根据预约情况分配周期内医护人员的服务线路。在服务过程中，医护人员 k 具有一个技能级别 Q_k，每天的服务受到最大连续工作时长 L 的限制。每个患者 i 对应的技能级别需求为 q_i，服务必须由具有更高或相同技能水平的医护人员执行，设定医护人员的最大允许技能偏差为 E，则患者 i 可被技能级别范围$[q_i, q_i+E]$内的医护人员服务。患者可预约多次服务，患者需要向医护中心提供具体的家庭位置、需要接受服务的频率以及可接受服务的时间窗（时间窗数量≥接受服务的频次）。但是，每位患者每天最多只能被服务一次，也最多只能提供一个可接受服务的时间窗。同时，患者每次接受服务的时间窗允许不一样，且对不同时间窗具有不同的偏好。在服务过程中，医护人员从医护中心出发，服务完患者后返回医护中心，且返回时间必须在医护中心开放的时间窗内。

在家庭医生服务的医患匹配过程中，患者更加偏好于那些曾经服务过自己的医护人员。而在周期性调度中，多个周期间也具有一定的连续性。本章将医护人员在周期前是否服务过患者作为医患匹配满意度的衡量指标，同时结合患者对服务时间窗的偏好，并以最小化路径成本和最大化患者偏好作为目标，建立混合整数规划模型，目的是找到周期内患者接受服务的最优时间窗组合，医患匹配以及医护人员的服务线路安排。

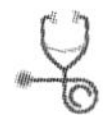

8.2　数学模型

问题可定义在完备图 $G=(V,A)$ 上，$V=\{0,|N|+1\}\cup N$，其中节点 0 和 $|N|+1$ 表示医护中心，$N=\{1,2,\cdots,|N|\}$ 为接受服务的患者集合，A 表示弧的集合，$A=\{(i,j,k):i\in V\setminus\{|N|+1\},j\in V\setminus\{0\},k\in K,i\neq j\}$，$K=\{1,2,\cdots,|K|\}$ 为医护人员集合。原问题模型的集合、参数与变量如表 8-1 所示：

表 8-1　原问题模型的集合、参数与变量

	符号	含义
集合	D	周期内的天数集合，$D=\{1,2,\cdots,\|D\|\}$
	N	需要接受服务的患者集合，$N=\{1,2,\cdots,\|N\|\}$
	K	提供服务的医护人员集合，$K=\{1,2,\cdots,\|K\|\}$
参数	T	医护人员每天的最大连续工作时长
	q_i	患者 i 的技能级别需求，$\forall i\in N$
	Q_k	医护人员 k 可提供的服务水平等级，$\forall k\in K$
	p_{ik}	若医护人员 k 在周期前服务过患者 i 为 1，否则为 0，$\forall i\in N,k\in K$
	t_{ij}	服务中 i 到 j 间的行驶时间，$\forall i\in V,j\in V$
	c_{ij}	服务中 i 和 j 间的路径成本，$\forall i\in V,j\in V$
	$[a_0,b_0]$	医护中心每天开放的工作时间窗
	E	降级服务的最大偏差
	τ_i	患者 i 的服务时长
	f_i	患者 i 在周期内接受服务的频次，$\forall i\in N$
	R_i^d	若患者 i 在第 d 天愿意接受服务为 1，否则为 0，$\forall i\in N,d\in D$
	H_i^d	患者 i 在第 d 天接受服务的偏好，若患者不愿意接受服务，偏好为 $-M$，$\forall i\in N,d\in D$
	$[e_i^d,l_i^d]$	患者 i 提供的第 d 天接受服务的时间窗 $\forall i\in N$
	w_1	患者时间窗偏好的权重系数
	w_2	医患匹配偏好的权重系数

续表

	符号	含义
变量	x_{ijk}^{d}	若医护人员 k 在第 d 天服务中从 i 到 j，取 1，否则为 0，$\forall i\in V, j\in V, k\in K, d\in D$
	y_{ik}^{d}	若医护人员 k 在第 d 天服务患者 i，取 1，否则取 0，$\forall i\in N, k\in K, d\in D$
	z_{i}^{d}	若患者 i 在第 d 天服务，取 1，否则取 0，$\forall i\in N, d\in D$
	s_{k}^{d}	若医护人员 k 在第 d 天被安排服务，取 1，否则取 0，$\forall k\in K, d\in D$
	σ_{ik}^{d}	医护人员 k 在第 d 天到达 i 的时间，$\forall i\in V, k\in K, d\in D$

基于以上问题描述和数学符号，建立以下考虑患者时间窗偏好的周期性家庭医护人员调度优化问题模型[P$_6$]。

$$\min \sum_{i\in V}\sum_{j\in V} c_{ij} \sum_{d\in D}\sum_{k\in K} x_{ijk}^{d} - w_1 \sum_{d\in D}\sum_{i\in N} z_i^d H_i^d - w_2 \sum_{k\in K}\sum_{i\in N}\left(p_{ik} \sum_{d\in D} y_{ik}^{d} \right) \quad (8\text{-}1)$$

$$\text{s.t.}\begin{cases}
\sum\limits_{k\in K}\sum\limits_{j\in V\{0\}} x_{ijk}^{d} \leqslant 1,\ \forall i\in N, d\in D & (8\text{-}2)\\
\sum\limits_{j\in V\{0\}} x_{ijk}^{d} = y_{ik}^{d},\ \forall i\in N, k\in K, d\in D & (8\text{-}3)\\
\sum\limits_{k\in K} y_{ik}^{d} = z_{i}^{d},\ \forall i\in N, d\in D & (8\text{-}4)\\
\sum\limits_{d\in D} z_{i}^{d} = f_{i},\ \forall i\in N & (8\text{-}5)\\
z_{i}^{d} \leqslant R_{i}^{d},\ \forall i\in N, d\in D & (8\text{-}6)\\
\sum\limits_{i\in N} y_{ik}^{d} \geqslant s_{k}^{d},\ k\in K, d\in D & (8\text{-}7)\\
\sum\limits_{i\in N} y_{ik}^{d} \leqslant M s_{k}^{d},\ k\in K, d\in D & (8\text{-}8)\\
\sum\limits_{i\in V\{|N|+1\}} x_{ijk}^{d} - \sum\limits_{i\in V\{0\}} x_{jik}^{d} = 0,\ \forall j\in N, k\in K, d\in D & (8\text{-}9)\\
\sum\limits_{i\in N} x_{0ik}^{d} = s_{k}^{d},\ \forall k\in K, d\in D & (8\text{-}10)
\end{cases}$$

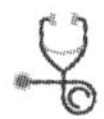

$$
\text{s.t.}\begin{cases}
\sum\limits_{i\in N} x_{i(|N|+1)k}^{d} = s_k^d\text{，}\ \forall k\in K, d\in D & (8\text{-}11)\\
\sigma_{0k}^{d} \geqslant a_0 s_k^d\text{，}\ \forall k\in K, d\in D & (8\text{-}12)\\
\sigma_{0k}^{d} \leqslant b_0 s_k^d\text{，}\ \forall k\in K, d\in D & (8\text{-}13)\\
\sigma_{(|N|+1)k}^{d} \geqslant a_0 s_k^d\text{，}\ \forall k\in K, d\in D & (8\text{-}14)\\
\sigma_{(|N|+1)k}^{d} \leqslant b_0 s_k^d\text{，}\ \forall k\in K, d\in D & (8\text{-}15)\\
\sigma_{ik}^{d} \geqslant 0\text{，}\ \forall i\in N, \forall k\in K, d\in D & (8\text{-}16)\\
\sigma_{ik}^{d} \leqslant l_i^d y_{ik}^d\text{，}\ \forall i\in N, \forall k\in K, d\in D & (8\text{-}17)\\
\sigma_{jk}^{d} \geqslant e_i^d + \tau_i + t_{ij} - M(1-x_{ijk}^d), \forall i\in V\{|N|+1\}, j\in V\{0\}, k\in K, d\in D & (8\text{-}18)\\
\sigma_{jk}^{d} \geqslant \sigma_{ik}^d + \tau_i + t_{ij} - M(1-x_{ijk}^d), \forall i\in V\{|N|+1\}, j\in V\{0\}, k\in K, d\in D & (8\text{-}19)\\
\sigma_{(|N|+1)k}^{d} - \sigma_{0k}^{d} \leqslant T\text{，}\ \forall k\in K, d\in D & (8\text{-}20)\\
q_i \leqslant y_{ik}^d Q_k + M(1-y_{ik}^d)\text{，}\ \forall i\in N, \forall k\in K, d\in D & (8\text{-}21)\\
q_i \geqslant y_{ik}^d Q_k - E - M(1-y_{ik}^d)\text{，}\ \forall i\in N, \forall k\in K, d\in D & (8\text{-}22)\\
x_{ijk}^{d} \in \{0,1\}\text{，}\ \forall i\in V, j\in V, k\in K, d\in D & (8\text{-}23)\\
y_{ik}^{d} \in \{0,1\}\text{，}\ \forall i\in N, \forall k\in K, d\in D & (8\text{-}24)\\
z_{i}^{d} \in \{0,1\}\text{，}\ \forall i\in N, d\in D & (8\text{-}25)\\
s_{k}^{d} \in \{0,1\}\text{，}\ \forall k\in K, d\in D & (8\text{-}26)
\end{cases}
$$

目标函数式（8-1）表示最小化路径成本，最大化患者时间窗偏好和最大化医患匹配偏好。约束式（8-2）表示每个患者每天最多被服务一次。约束式（8-3）表示当患者在路径中被访问时，该患者必须由该访问的医护人员服务。约束式（8-4）表示 y_{ik}^d 与 z_i^d 的关系，即当且仅当在某天为患者服务的医护人员数量等于 1 时，患者才被服务。约束式（8-5）表示患者在周期内被服务的次数等于患者需要服务的频次。约束式（8-6）表示当且仅当患者在当天愿意接受服务时才能够被服务。约束式（8-7）和式（8-8）表示当且仅当医护人员在一天需要服务的患者数量不为 0 时，该医护人员参与服务。约束式（8-9）

表示医护人员服务完患者后离开该患者。约束式（8-10）表示被安排服务的医护人员均从医护中心出发开始服务。约束式（8-11）表示被安排服务的医护人员最终需要返回到医护中心结束服务。约束式（8-12）和式（8-13）分别表示被安排服务的医护人员必须在医护中心开放的时间窗内开始服务。约束式（8-14）和式（8-15）分别表示被安排服务的医护人员必须在医护中心开放的时间窗内结束服务。约束式（8-16）表示医护人员到达患者的时间大于等于 0。约束式（8-17）表示医护人员必须在患者时间窗关闭之前到达患者家中。约束式（8-18）和式（8-19）为医护人员连续服务两个患者时的服务开始时间。约束式（8-20）表示医护人员每天的工作时长不超过最大连续工作时长。约束式（8-21）表示患者的服务必须由具有更高或相同技能水平的医护人员执行。约束式（8-22）表示医护人员的降级服务的等级不能超过 E。约束式（8-23）~式（8-26）限定了决策变量范围。

8.3 算法设计

家庭医护人员调度问题是车辆路径问题的扩展，具有 NP-hard 属性。而本问题在经典家庭医护人员调度问题加入了更多的复杂性，如患者多个服务时间窗的选择，医患匹配等，因此是一类更难求解的 NP-hard 问题，故采用启发式算法求解本问题。

8.3.1 混合禁忌搜索算法框架

禁忌搜索算法（Tabu Search，TS）是一类基于邻域搜索的启发式算法，具有收敛速度快，搜索效率高等优点，被广泛应用于家庭医护人员调度问题中，因此本节亦采用禁忌搜索算法为主体对问题进行求解。针对问题特征，如考虑医护人员的单天线路优化和多天的协同调度，对禁忌搜索算法进行了有效改进。同时为了增强算法性能，在禁忌搜索算法中加入扰动机制，形成了所提的混合禁忌搜索算法，算法的框架如图 8-1。

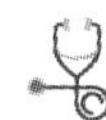

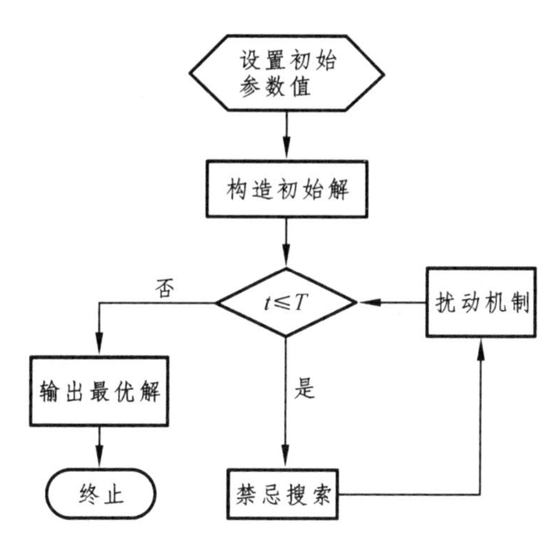

图 8-1 混合禁忌搜索算法框架

该算法中，禁忌搜索部分不仅需要考虑单天的线路优化，还需要考虑多天间时间窗的组合变化，以运行 $maxT$ 代为终止条件，对每天的调度进行邻域搜索，每隔 $maxt$ 代对患者的时间窗组合进行一次邻域搜索，算法的框架如下：

禁忌搜索算法框架	
1	初始化 T=0
2	当 $T \leqslant maxT$ 时，循环执行步骤 3～10，否则转向步骤 10
3	对于每天的调度，令初始化 t=0，重置禁忌表
4	若 $t \leqslant maxt$，循环执行步骤 5～7，否则转向步骤 8
5	找到所有单天邻域解中最好的候选解
6	若该候选解优于全局最优解 $Pbest$，更新当前解和 $Pbest$ 将对应的邻域算子放入禁忌表
7	否则，找到不被禁忌的最好邻域算子加入禁忌表，并更新当前解
8	若 t=$maxt$，对患者接受服务的时间窗组合进行邻域变换
9	T=T+$\|D\|maxt$
10	返回全局最优解 $Pbest$

8.3.2 编码方式

本节算法中，设计了一种采用列表表示个体的编码方法。周期内的每天调度对应一个列表，列表中每一行代表一条路线，每行第一个序号表示服务的医护人员，其余序号为医护人员服务的患者序列。该方法使得个体在搜索过程中不用反复编码和解码，且能够快速完成医护的匹配。图 8-2 为周期中某一天的调度及对应的编码方式。

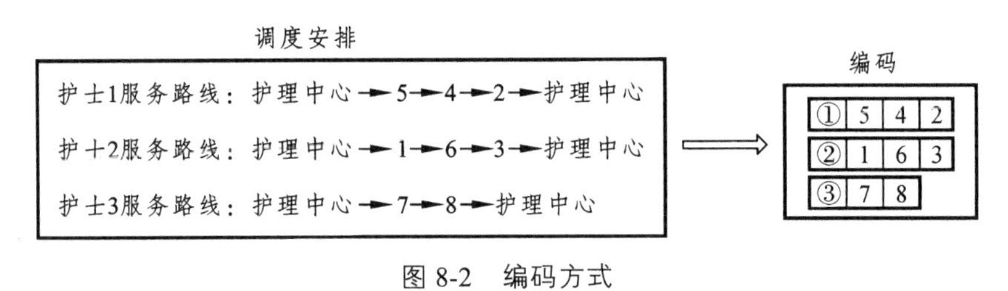

图 8-2　编码方式

8.3.3 初始解的构造

针对本问题需要确定每天服务的患者集合以及医护人员服务的线路安排这一特征，本节采用两阶段算法对初始解进行构造。具体如下：

阶段一：确定周期内每天服务的患者集合 S_d。

针对第 d 天愿意接受服务的患者 i，计算患者 i 从第 d 天开始到周期结束仍需要被服务的频数 $\bar{f}_i^d$ 以及可供选择的时间窗数量 $\bar{T}_i^d$，若 $\bar{f}_i^d < \bar{T}_i^d$，随机确定患者在当天是否被服务；若 $\bar{f}_i^d = \bar{T}_i^d$，则患者在当天必须被服务。

例如：在 5 天的调度周期内，某患者 i 需要被服务的频数为 3，可供选择的时间窗分别在第 1，3，4，5 天。在第 1 天，患者 i 需被服务的频数 $\bar{f}_i^1$=3，可供选择的时间窗数量 $\bar{T}_i^1$=4，随机确定第 1 天患者 i 是否被服务；若第 1 天患者 i 未被安排服务，则 $\bar{f}_i^3 = \bar{T}_i^3$=3，第 3 天患者必须被服务，将患者 i 放入集合 S_3。

阶段二：确定周期内每一天医护人员上门服务的线路安排

医护人员每天的线路安排为带时间窗车辆路径问题的扩展，结合问题特征设计了一种新的线路安排算法过程，具体如下：

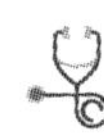

初始解的构造	
1	令 $S_d=\{s_{d,1},s_{d,2},\cdots,\lvert S_d\rvert\}$，$K_1=\{1,2,\cdots\lvert K\rvert\}$
2	若 $S_d=\varnothing$，输出路径方案并退出，否则转步骤 3
3	在 K_1 中随机选择医护人员 k，将技能级别要求在区间 $[Q_k,Q_k-E]$ 且未被安排的患者放入集合 A
4	若 $A=\varnothing$，在 K_1 中移除 k，转步骤 2，否则转向步骤 5
5	判断 A 中是否存在满足时间窗和工作时长约束的可插入患者，若存在，按照准则 c_1 和 c_2 插入患者（见式 8-27），并在 A 和 N_1 中删除新患者，转向步骤 4，否则结束当前路径，转向步骤 2

算法的步骤 5 中通过准则 φ_1 确定顾客 u 的最佳插入位置在 $i(u)$，u，$j(u)$ 之间，c_2 确定最佳的插入顾客 u^*，结合问题特性，准则 φ_1 和 φ_2 具体设置为

$$\begin{cases}\varphi_1\left(i(u),u,j(u)\right)=\min\{\alpha_1\varphi_{11}(i,u,j)+\alpha_2\varphi_{12}(i,u,j)\},\quad \alpha_1+\alpha_2=1\\ \varphi_2(i(u^*),u^*,j(u^*))=\min\{\varphi_1(i(u),u,j(u))\}\end{cases}\tag{8-27}$$

其中 $\varphi_{11}(i,u,j)=c_{iu}+c_{uj}-c_{ij}$，$\varphi_{12}=w_u-w_j$。$w_j$ 和 w_u 分别表示插入 u 前后医护人员等待服务的时间。两准则试图找到最大节约路径成本和早到惩罚的插入患者，并将其插入到最佳的位置。

8.3.4　邻域算子

邻域算子用于求解禁忌搜索算法中的候选解，本节针对每天的线路优化，采用患者重定位、患者交换、子序列随机交换以及医护人员的重安排四种算子。针对患者的时间窗选择，每隔 $maxt$ 代对患者的时间窗进行重选择。具体如下：

（1）单天线路优化中的邻域算子。

患者重定位：随机选择一个患者并将其删除，然后重新插入另一条路径中。

患者交换：随机从两条线路中分别选择一个患者，交换位置。

子序列随机交换：随机选择两条路径，交换路径中的两条边。

医护人员的重安排：随机两条路径，交换路径中的医护人员。

候选解生成的具体步骤如下：

	候选解的生成
1	通过 4 种邻域算子同时找到所有邻域解
2	对所有邻域解按照目标函数值进行升序排列
3	将所有目标函数值小于当前解的个体选为候选解

（2）每隔 *maxt* 代对患者的时间窗重选择算子：随机选择一个患者，将其从某一天的调度中删除，按照 8.3.3 节中的插入准则 φ_1 和 φ_2 插入另一天的调度中。

8.3.5 禁忌表及禁忌表长度

禁忌表可以有效防止算法陷入死循环或进入局部最优。在算法迭代过程中，将候选解到当前解的邻域算子作为禁忌对象。如果某个邻域算子改进了当前最优解，则将该算子放入禁忌表中禁忌 λ 代。同时，为了避免禁忌表禁忌掉一些很好的改进解的邻域算子，当某个候选解优于算法的全局最优解 *Pbest* 且对应的邻域算子被禁忌时，对该邻域算子进行特赦。另外，若候选解集的邻域算子全部被禁忌，对目标函数值最小的候选解对应的邻域算子进行特赦。

禁忌表的长度 λ 直接影响了算法的搜索效率：在算法前期，较长的禁忌表长度可以有效地防止算法陷入局部最优，提高算法的收敛速度，而在算法后期，较长的禁忌表容易导致部分高质量的解被禁止访问。基于此，在每天的线路优化禁忌搜索过程中，本节对 λ 进行动态取值：考虑解的邻域数量，将初始禁忌表长度设置为邻域变换数量的 2/3，之后每经过 10 代减小，将 λ 缩小为原来的 0.9。

8.3.6 扰动机制

禁忌搜索后期，当前解的多样性降低，算法容易陷入局部最优。本节在混合禁忌搜索算法中每隔 *maxT* 代对当前最优解进行 *maxshake* 次扰动，并按照模拟退火机制中的概率 $P=\exp\left(-\dfrac{f(s')-f(s)}{maxshake}\right)$ 接受非劣解（其中 $f(s')$ 和 $f(s)$ 分别为候选解 s' 和当前解 s 对应的目标值）。该机制中对非劣解的部分接受可

 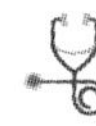

以有效的提高个体的多样性，具体步骤为：

	扰动机制
1	初始化扰动代数 $shakeT$=0
2	若 $shakeT \leqslant maxshake$，循环执行步骤 3 ~ 5，否则结束扰动
3	随机选择 8.3.4 中的一种邻域算子运行一次，得到当前解 s 一个候选解 s'
4	若 s'优于 s，用 s'更新 s，否则按照概率 p 更新 s'
5	若 s 优于全局最优解 $Pbest$，用 s 更新 $Pbest$

8.4　数值实验

在 8.4.1 节中，通过一个小规模算例对问题特性进行分析。在 8.4.2 节中构造了不同规模算例，通过与求解器 Gurobi、大规模邻域搜索算法的结果与混合禁忌搜索算法的结果进行对比测试。混合禁忌搜索算法和大规模邻域搜索算法均由 C#编程实现，实验均在 Intel Core i7-2600U CPU 3.4 GHz 计算机上完成。

8.4.1　算法性能分析

8.4.1.1　算例生成

由于目前没有针对本问题的标准算例，结合问题特征，依据 Solomon 提出的标准 VRPTW 算例生成方法，本节生成算例：$|K|$个位于医护中心的医护人员为预约患者提供服务，医护中心开放的时间窗为[0,540]，医护人员的最大连续工作时长为 480 min。在二维平面$[0,100]^2$上随机产生 $|N|+1$ 个点，第一个点为医护中心，其余点为上门服务的患者坐标。患者 i 和 j 之间的距离 d_{ij} 定义为欧式距离，行驶时间 t_{ij} 和路径成本 c_{ij} 均与 d_{ij} 成正比，为了简化问题，设定行驶速度和单位路径成本为 1，即 t_{ij}、c_{ij} 与 d_{ij} 在数值上相等。所有患者的技能需求和医护人员的技能级别分为三个等级：1、2、3，每个需求等级的

患者数量比例分别为 50%，30%和 20%，每个技能等级的医护人员数量比例各占 1/3。若医护人员的技能级别高于患者的需求级别，随机生成 1 或 0 表示医护人员是否之前服务过该患者，否则生成 0 表示没有服务过。患者的服务时长为服从均匀分布 $U[30, 90]$的随机整数，周期内接受服务的频率f_i为 1 到$|D|$的随机整数，并随机生成一个$|D|$维的 0-1 向量表示周期内的每天患者是否愿意接受服务（需保证该$|D|$维向量的元素之和大于等于 f_i），若向量中的元素等于 1，则患者对应一个 0 到 2 的随机整数时间窗偏好和一个接受服务的时间窗。该时间窗由时间窗中心和宽度构成，分别为均匀分布 $U[e_0+t_{0i}, \ l_0-t_{i0}-\tau_i]$和 $U[60, 120]$的随机整数。

8.4.1.2　算例测试及结果分析

为了体现混合禁忌搜索算法的性能，本节对周期为 5 d，$w_1=w_2=1$，$E=1$ 时，不同规模（$|K|\times|N|$，表示$|K|$个医护人员和$|N|$个患者）的算例进行求解，并将算法结果与 Gurobi 和大规模邻域搜索算法（采用本章 8.3.4 节邻域算子）的求解结果进行对比。表 8-2 给出了 16 个不同规模的算例中，Gurobi 软件计算得到的上界（UB）、下界（LB）、GAP 值（$GAP=\dfrac{UB-LB}{UB}\times 100\%$）和运行时间（$CPU$），以及混合禁忌搜索算法、大规模邻域搜索算法各运行 10 次得到的最优目标函数值（$BEST$）、平均目标函数值（AVG）、GAP 值（$GAP=\dfrac{AVG-LB}{AVG}\times 100\%$）和运算的终止时间（$CPU$）。

从表 8-2 中可以看出：当问题规模小于等于 8×32 时，Gurobi 软件可以求得最优解，混合禁忌搜索算法能够在较短的时间内得到最优解，平均目标函数值对应的 GAP 值也较小（总是小于等于 0.36%）。之后随着问题规模的增大到 20×80，Gurobi 在 7 200 s 内仅能求得一个上界和下界。而混合禁忌搜索算法总是能在更短的时间内（小于等于 100 s）得到介于上界和下界的一个平均目标函数值，对应的 GAP 值也都比 Gurobi 更小，求解质量超过 Gurobi 软件。当问题规模超过 20×80 时，Gurobi 软件在限定时间范围内无法得到上界和下界，但混合禁忌搜索算法仍然能够在短时间内求得可行解。

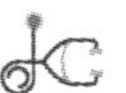

表 8-2　算法的运算结果

问题规模	Gurobi 的求解结果				大规模邻域搜索算法				混合禁忌搜索算法			
$\|K\|\times\|N\|$	*UB*	*LB*	*GAP*/%	*CPU*/s	*BEST*	*AVG*	*GAP*/%	*CPU*/s	*BEST*	*AVG*	*GAP*/%	*CPU*/s
3×12	1 130	1 130	0	40.13	1 130	1 130.5	0.04	5	1 130	1 130	0.00	5
3×12	1 286	1 286	0	42.53	1 286	1 288.3	0.18	5	1 286	1 287	0.08	5
5×20	2 001	2 001	0	198.19	2 001	2 010.7	0.48	20	2 002	2 008.3	0.36	20
5×20	2 548	2 548	0	198.18	2 548	2 555.9	0.31	20	2 548	2 552.5	0.18	20
8×32	2 217	2 217	0	969.25	2 217	2 222.4	0.24	30	2 217	2 223.5	0.29	30
8×32	2 047	2 047	0	1 164.01	2 047	2 059.7	0.62	30	2 047	2 053.9	0.34	30
10×40	2 902	2 645	8.86	7 200	2 810	2 858.3	7.46	50	2 798	2 835.7	6.72	50
10×40	4 530	4 067	10.22	7 200	4 231	4 342.7	6.35	50	4 136	4 215.7	3.53	50
15×60	4 065	3 964	2.48	7 200	4 009	4 028.3	1.60	80	3 988	4 034.8	1.75	80
15×60	4 883	4 415	9.58	7 200	4 512	4 678.9	5.64	80	4 478	4 623.5	4.51	80
20×80	6 081	4 235	30.36	7 200	5 324	5 542.4	23.59	100	4 636.2	4 968.7	14.77	100
20×80	8 148	5 432	33.33	7 200	6 045	6 924.9	21.56	100	5 729	6 026.6	9.87	100
25×100	—	—	—	7 200	7 538	7 833.2	—	150	7 291	7 431.6	—	150
25×100	—	—	—	7 200	8 139	8 526.4	—	150	7 555	7 669.3	—	150
30×120	—	—	—	7 200	7 930	8 841.2	—	200	7 487	7 716.1	—	200
30×120	—	—	—	7 200	11 065	1 200.8	—	200	10 544	10 786.8	—	200

同时，当混合禁忌搜索算法和大规模邻域搜索算法运行相同时间时，问题规模小于等于 8×32 的算例中大规模邻域搜索算法也能搜索到最好解。但平均目标函数值相对较差，对应的 *GAP* 值也比混合禁忌搜索算法大。之后随着问题规模的增大，大规模邻域搜索算法的最好解相对较差，且除了第 9 个算例，其余算例的大规模邻域搜索算法的 *GAP* 值都明显大于禁忌搜索算法。

综合而言，相较于 Gurobi 软件求解和大规模邻域搜索算法，混合禁忌搜索算法能够更快更好地搜索到更高质量的解。

8.4.2 问题特性分析

为了体现问题特性，本节构造了一个周期为 5 d，包括 3 个医护人员，12 个患者的算例，通过求解器 Gurobi 的计算结果，分析了医护人员允许降级最大偏差 E、患者对时间窗偏好的权重 w_1、医患匹配偏好的权重 w_2 对调度的影响。该算例中，三个医护人员的技能级别分别为 1，2，3，医护中心坐标为 (59,87)，每天开放的时间窗为[0,540]，表 8-3 为算例中患者的信息。

考虑三种技能匹配情况：严格技能匹配 E=0，弹性技能匹配 E=1，松弛技能匹配 E=2。表 8-4 为三种情况下分别当 w_1=0，w_2 取 0 ~ 40 间距为 0.1 的数时，和当 w_2=0，w_1 取 0 ~ 40 间距为 0.1 的数时调度中的路径成本，时间窗偏好、医患匹配偏好以及总目标值。

8.4.2.1 允许降级最大偏差对调度的影响

从表 8-4 可以看出，当 E=0 时，路径成本、时间窗偏好及医患匹配偏好均保持不变，不随 w_1 和 w_2 的变化而变化。这是因为当医患技能严格匹配时，在满足其他约束的前提下，调度方案唯一。而随着 E 的增大，医患匹配更加灵活，高技能级别的医护人员可服务的患者范围变大，调度方案随着 w_1 和 w_2 的变化而改变，如 E=1，w_1=0 时，w_2 取 34 和 34.1 时对应的调度方案不同；E=1，w_2=0 时，w_2 取 2 和 2.1 时的调度方案也不同。同理，对于相同的 w_1 和 w_2，E 越大，路径成本和目标函数值均越小，如当 w_1=0，w_2 在[0,9.9]范围内，E 取 0，1，2 时，对应的路径成本 1 229，980，953 逐渐减小，对应的目标函数值 1 229−12×w_2，980−15×w_2，953−14×w_2 也逐渐减小。

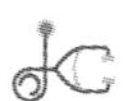

表 8-3　患者信息

病人 i	坐标	f_i	q_i	τ_i/min	$p_{ik}(k=1,2,3)$	病人愿意接受服务的天数及对应的时间窗/min	时间窗偏好
1	(93,66)	1	3	79	[0,0,1]	2([294,407])	2
2	(20,65)	2	2	53	[0,1,0]	1([247,364]),2([353,442]),4([369,442])	0,1,2
3	(7,40)	1	2	59	[0,1,1]	2([215,287]),4([169,279])	0,2
4	(66,93)	3	1	71	[1,0,0]	2([237,338]),3([57,167]),4([137,211])	2,2,2
5	(81,48)	1	2	80	[0,1,0]	2([215,284]),3([247,337]),4([45,129])	1,0,2
6	(75,41)	1	1	66	[0,0,0]	1([67,130]),4([158,241])	2,0
7	(97,98)	1	1	64	[1,1,0]	3([257,352])	2
8	(86,38)	1	1	49	[0,0,0]	3([56,106])	2
9	(45,24)	2	1	57	[0,1,0]	3([336,401]),4([65,137]),5([126,190])	2,1,1
10	(78,88)	2	2	72	[0,1,1]	2([325,428]),3([34,127]),4([26,115]),5([385,448])	2,1,0,2
11	(91,55)	2	1	83	[0,1,0]	1([126,186]),4([46,114]),5([243,345])	0,1,2
12	(59,14)	1	3	73	[0,0,1]	1([219,330])	2

表 8-4　不同参数组合下的调度结果

w_1	w_2	路径成本/元	时间窗偏好	医患匹配偏好	总目标值
情形一：严格技能匹配（E=0）					
0	[0,40]	1 229	30	12	$1\,229-12\times w_2$
(0,40]	0	1 229	30	12	$1\,229-30\times w_1$
情形二：弹性技能匹配（E=1）					
0	[0,34]	980	28	15	$980-15\times w_2$
0	(34,40]	1 014	28	16	$1\,014-16\times w_2$
(0,2]	0	980	28	15	$980-28\times w_1$
(2,40]	0	984	30	14	$984-30\times w_1$
情形三：松弛技能匹配（E=2）					
0	[0,9.9]	953	29	14	$953-14\times w_2$
0	(9.9,40]	963	28	15	$963-15\times w_2$
(0,2]	0	953	29	10	$953-29\times w_1$
(2,40]	0	957	31	9	$957-31\times w_1$

 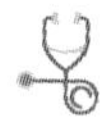

综上，医护人员的最大降级数对调度的影响明显。随着 E 的增大，医患匹配更加灵活，高技能级别的医护人员可服务的患者范围变大，目标函数值和路径成本均逐渐减小。运营者可通过调整医护人员的最大降级数来调整调度方案。

8.4.2.2　权重系数 w_1 和 w_2 对调度的影响

从表 8-4 可以看出，当 E 一定时，极端情况下，当 $w_1=w_2=0$ 时，模型仅以最小化路径成本为目标，此时对应的路径成本最小；而当 $w_2=0$ 且 $w_1\neq0$ 时，目标不考虑医患匹配偏好，随着 w_1 的增大，路径成本在目标中占的比例逐渐减小，时间窗偏好增大的同时路径成本也增大，患者时间窗选择及服务线路均发生改变，目标函数值随着 w_1 的增大分段线性减小，如 $E=1$，$w_2=0$ 时，w_1 在(0,2]和(2,40]范围内，目标函数值随着 w_1 的增加而减小的斜率分别为 28 和 30；同理，当 $w_1=0$ 且 $w_2\neq0$ 时，目标不考虑时间窗偏好，随着 w_2 的增大，路径成本在目标中占的比例逐渐减小，匹配偏好增大的同时路径成本也增大，医患的匹配方式和服务线路均发生改变，目标函数值随着 w_2 的增大分段线性减小，如 $E=2$，$w_1=0$ 时，w_2 在[0,9.9]和(9.9,40]范围内，目标函数值随着 w_2 的增加而减小的斜率分别为 14 和 15。

综上，随着 w_1 和 w_2 的增大，路径成本逐渐增大，而目标函数值逐渐减小。w_1 和 w_2 分别反映了调度中时间窗偏好和医患匹配偏好的权重，运营者可通过调整两者的值确定不同的调度方案。

8.5　本章小结

本章研究了考虑患者时间窗偏好的周期性家庭护理人员调度问题，针对患者接受服务的频次固定，但提供多个可供选择的时间窗并对不同时间窗有不同偏好的情形，综合考虑医患的匹配、医护人员的工作时长和服务的连续性等因素，以最小化运营成本、最大化时间窗偏好和医患匹配偏好为目标建立模型。并结合问题特征，设计了一种混合禁忌搜索算法对问题进行求解。

实验结果表明：医护人员的最大降级数越大，路径成本和目标函数值越小，运营者可通过调整医护人员的最大降级数来调整调度方案；随着患者对时间窗的单位偏好系数和医患匹配的单位系数的增加，路径成本增大但是目标函数值减小，两个参数值对调度具有一定的影响。本章以 Gurobi 和大规模邻域搜索算法的结果作为参考，对不同规模的算例进行测试表明：混合禁忌搜索算法能够在很短的时间内搜索到较好的解。未来研究可考虑周期性情形下患者时间窗动态改变的医护人员调度问题。

参考文献

[1] 戴盛隆. 车辆共享系统优化调度研究[D]. 杭州：浙江工商大学，2015.

[2] 范厚明，吴嘉鑫，耿静，等. 模糊需求与时间窗的车辆路径问题及混合遗传算法求解[J]. 系统管理学报，2020，29（1）：107-118.

[3] 公茂果，焦李成，杨咚咚，等. 进化多目标优化算法研究[J]. 软件学报，2009，20（2）：271-289.

[4] 郭耀煌. 运筹学原理与方法[M]. 成都：西南交通大学出版社，1994.

[5] 李得成. 基于分支定价算法的电动车与燃油车混合车队配送问题研究[D]. 成都：西南交通大学，2020.

[6] 李珍萍，赵菲，刘洪伟. 多时间窗车辆路径问题的智能水滴算法[J]. 运筹与管理，2015，24（6）：1-10.

[7] 刘诚，陈治亚，封全喜. 带软时间窗物流配送车辆路径问题的并行遗传算法[J]. 系统工程，2005（10）：7-11.

[8] 刘衍民. 粒子群算法的研究及应用[D]. 济南：山东师范大学，2011.

[9] 罗春花. 基于等级医院数量的我国地区医疗物资分布研究[J]. 价值工程，2018，37（26）：8-9.

[10] 彭子姝，张婷婷，黄线线，等. 新时代中国式“家庭医生”供需现状分析[J]. 合作经济与科技，2019，602（3）：158-161.

[11] 彭子璇，陈旭. 基于整合视角的医养结合发展路径研究[J]. 卫生经济研究，2018，380（12）：17-20+24.

[12] 孙继艳，郝晓宁，薄涛. 北京市失能老人社区照顾现状及需求分析[J]. 中国卫生政策研究，2016，9（11）：57-64.

[13] 陶杨懿，刘冉，江志斌. 具有同时服务需求的家庭护理人员调度研究[J].

工业工程与管理，2017，22（3）：120-127+143.

[14] 王沛. 基于分支定价的多星多站集成调度方法研究[D]. 长沙：国防科学技术大学，2011.

[15] 吴萌，刘冉，江志斌，等. 不确定性周期性家庭护理资源调度[J]. 工业工程，2017，20（1）：51-58.

[16] 吴天羿，刘建永，许继恒，等. 基于混合 NSGA-Ⅱ的有硬时间窗的多目标车辆路径问题[J]. 交通运输系统工程与信息，2014，14（2）：176-183.

[17] 向婷，李妍峰. 基于成本和加班时长的双目标家庭护理人员调度问题[J]. 运筹与管理，2021，30（8）：233-239.

[18] 肖朋，宋爽，朱磊，等. 医养结合模式下社区上门医疗服务需求与供给现状分析[J]. 卫生经济研究，2019，36（6）：28-31.

[19] 谢九勇，符卓，邱萌，等. 带多软时间窗 VRP 及其禁忌搜索算法[J]. 计算机工程与应用，2019，55（6）：252-256+264.

[20] 闫芳，王媛媛. 多模糊时间窗车辆路径问题的建模及求解[J]. 交通运输系统工程与信息，2016，16（6）：182-188.

[21] 余海燕，唐婉倩，吴腾宇. 带硬时间窗的 O2O 生鲜外卖即时配送路径优化[J]. 系统管理学报，2021，30（3）：584-591.

[22] 袁彪，刘冉，江志斌. 多类型家庭护理人员调度问题研究[J]. 系统工程学报，2017，32（1）：136-144.

[23] 袁彪，刘冉，江志斌，等. 随机服务时间下的家庭护理人员调度问题研究[J]. 系统工程理论与实践，2015，35（12）：3083-3091.

[24] 张勇. 区间多目标优化问题的微粒群优化理论及应用[D]. 中国矿业大学，2009.

[25] 张勇，巩敦卫. 先进多目标粒子群优化理论及其应用[M]. 北京：科学出版社，2016.

[26] 张子泳，仉梦林，李莎. 基于多目标粒子群算法的电力系统环境经济调度研究[J]. 电力系统保护与控制，2017，45（10）：1-10.

[27] 郑金华，蒋浩，邝达，等. 用擂台赛法则构造多目标 Pareto 最优解集的

方法[J]. 软件学报，2007（6）：1287-1297.

[28] 卓艺赫，刘冉，华怡慷. 周期性居家医疗护理问题的禁忌求解算法[J]. 中国科技论文，2015，10（14）：1714-1720.

[29] 左扬萍，宋艳平，陈小俊，等. 北京市朝阳区居家养老医疗服务供需现状研究[J]. 现代医院，2019，19（6）：835-840.

[30] Archetti C, Bouchard M, Desaulniers G. Enhanced Branch and Price and Cut for Vehicle Routing with Split Deliveries and Time Windows[J]. Transportation Science, 2011, 45(3): 285-298.

[31] Alinaghian M, Zamanlou K, Sabbagh M S. A bi-objective mathematical model for two-dimensional loading time-dependent vehicle routing problem[J]. Journal of the Operational Research Society, 2017, 68(11): 1422-1441.

[32] Barnhart C, Johnson E L, Nemhauser G L, et al. Branch-and-price: Column generation for solving huge integer programs[J]. Operations Research, 1998, 46 (3): 316-329.

[33] Bredström D, Rönnqvist M. A branch and price algorithm for the combined vehicle routing and scheduling problem with synchronization constraints[J]. NHH Dept. of Finance & Management Science Discussion Paper, 2007.

[34] Bredström D, Rönnqvist M. Combined vehicle routing and scheduling with temporal precedence and synchronization constraints[J]. European Journal of Operational Research, 2008, 191: 19-31.

[35] Milburn A B, Spicer J. Multi-objective home health nurse routing with remote monitoring devices[J]. International Journal of Plan Scheduling, 2013, 1(4): 242-63.

[36] Braekers K, Hartl R F, Parragh S N, et al. A bi-objective home care scheduling problem: analyzing the trade-off between costs and client inconvenience[J]. European Journal of operational Research, 2016, 248(2): 428-443.

[37] Bertels S, Fahle T. A hybrid setup for a hybrid scenario: combining

heuristics for the home health care problem[J]. Computers & Operations Research, 2006, 33(10): 2866-2890.

[38] Bérubé J F, Gendreau M, Potvin J Y. An exact-constraint method for bi-objective combinatorial optimization problems: application to the traveling salesman problem with profits[J]. European Journal of Operational Research, 2009, 194(1): 39-50.

[39] Bowers J, Cheyne H, Mould G, et al. Continuity of care in community midwifery[J]. Health Care Management Science, 2015, 18(2): 195-204.

[40] Belhaiza S, Hansen P, Laporte G. A hybrid variable neighborhood tabu search heuristic for the vehicle routing problem with multiple time windows[J]. Computers & Operations Research, 2014, 52: 269-281.

[41] Bogue E T, Ferreira H S, Noronha T F, et al. A column generation and a post optimization VNS heuristic for the vehicle routing problem with multiple time windows[J]. Optimization Letters, 2020, 16(1): 1-17.

[42] Beheshti A K, Hejazi S R, Alinaghian M. The vehicle routing problem with multiple prioritized time windows: A case study[J]. Computers & Industrial Engineering, 2015, 90: 402-413.

[43] Cissé M, Yalçındağ S, Kergosien Y, et al. OR problems related to home health care: A review of relevant routing and scheduling problems[J]. Operations Research for Health Care, 2017, 13-14: 1-22.

[44] Cappanera P, Scutella M G. Joint assignment scheduling and routing models to homecare optimization: a pattern-based approach[J]. Transportation Science, 2015, 49: 830-852.

[45] Charnes A, Cooper W W, Stedry A. Static and dynamic assignment models with multiple objectives, and some remarks on organization design[J]. Management Science, 1969, 15(8): B-365.

[46] Cherkesly M, Desaulniers G, Laporte G. A population-based metaheuristic for the pickup and delivery problem with time windows and LIFO loading[J].

Computers & Operations Research, 2015, 62: 23-35.

[47] Desrosiers J, Soumis F, Desrochers M. Routing with time windows by column generation[J]. Networks, 1984, 14 (4): 545-565.

[48] Danzig G B, Wolfe P. Decomposition principle for linear programs[J]. Operations Research, 1960, 8: 101-111.

[49] Decerle J, Grunder O, Hajjam A H E, et al. A memetic algorithm for a home health care routing and scheduling problem[J]. Operations Research for Health Care, 2018, 16: 59-71.

[50] Desrosiers J, Soumis F, Desrochers M, et al. Methods for routing with time Windows[J]. European Journal of Operational Research, 1986, 23: 236-245.

[51] Dohn A, Rasmussen M S, Larsen J. The vehicle routing problem with time windows and temporal dependencies[J]. Networks, 2011, 58(4): 273-289.

[52] Doulabi H H, Pesant G, Rousseau L. Vehicle routing problems with synchronized visits and stochastic travel and service times: applications in healthcare[J]. Transportation Science, 2020, 54(4): 1-21.

[53] Deb K, Agrawal S, Pratab A, et al. A fast elitist non-dominated sorting genetic algorithm for multi-objective optimization: NSGA-Ⅱ[C]. Proceedings of the Parallel Problem Solving from Nature VI Conference, Paris, 2000.

[54] Deb K, Pratap A, Agrawal S, et al. A fast and elitist multi-objective genetic algorithm: NSGA-Ⅱ[J]. IEEE Transactions on Evolutionary Computation, 2002, 6(2): 182-197.

[55] Du G, Liang X, Sun C. Scheduling optimization of home health care service considering patients' priorities and time windows[J]. Sustainability, 2017, 9(2): 253.

[56] Dantzig G B, Ramser J H. The truck dispatching problem[J]. Management Science, 1959, 6(1): 80-91.

[57] Desaulniers G. Branch-and-Price-and-Cut for the split-delivery vehicle routing problem with time windows[J]. Operations Research, 2010, 58(1): 179-192.

[58] Decerle J, Grunder O, Amir H, et al. A hybrid memetic-ant colony optimization algorithm for the home health care problem with time window, synchronization and working time balancing[J]. Swarm and Evolutionary Computation, 2019, 46: 171-183.

[59] Demirbilek M, Branke J, Strauss A K. Home healthcare routing and scheduling of multiple nurses in a dynamic environment[J]. Flexible Services and Manufacturing Journal, 2019, 33: 253-280.

[60] Dumas Y, Desrosiers J, Soumis F. The pickup and delivery problem with time windows[J]. European Journal of Operational Research, 1991, 54(1): 7-22.

[61] Dror M. Note on thc complexity of the shortest path models for column generation in VRPTW[J]. Operations Research, 1994, 42(5): 977-978.

[62] Frifita S, Masmoudia M, Euchi J. General variable neighborhood search for home healthcare routing and scheduling problem with time windows and synchronized visits[J]. Electronic Notes in Discrete Mathematics, 2017, 58: 63-70.

[63] Mohammad F F, Mostafa H K, Reza T M. A bi-objective green home health care routing problem[J]. Journal of Cleaner Production, 2018, 200: 423-443.

[64] Feillet D, Dejax P, Gendreau M, et al. An exact algorithm for the elementary shortest path problem with resource constraints: Application to some vehicle routing problems[J]. Networks, 2004, 44(3): 216-229.

[65] Fikar C, Hirsch P. Home health care routing and scheduling: A review[J]. Computers & Operations Research, 2017, 77: 86-95.

[66] Fikar C, Hirsch P. A metaheuristic for routing real-world home service transport systems facilitating walking[J]. Journal of Cleaner Production, 2015, 105: 300-310.

[67] Frifita S, Masmoudi M. VNS methods for home care routing and scheduling problem with temporal dependencies, and multiple structures and specialties[J]. International Transactions in Operational Research, 2020, 27: 291-313.

[68] Favaretto D, Moretti E, Pellegrini P. Ant colony system for a VRP with multiple time windows and multiple visits[J]. Journal of Interdisciplinary Mathematics, 2007, 10(2): 263-284.

[69] Ferreira H S, Bogue E T, Noronha T F, et al. Variable neighborhood search for vehicle routing problem with multiple time windows[J]. Electronic Notes in Discrete Mathematics, 2018, 66: 207-214.

[70] Gilmore P C, Gomory R E. A Linear Programming Approach to the Cutting Stock Problem[J]. Operations Research, 1961, 9: 849-859.

[71] Grenouilleau F, Legrain A, Lahrichi N, et al. A set partitioning heuristic for the home health care routing and scheduling problem[J]. European Journal of Operational Research, 2019, 275(1): 295-303.

[72] Hiermann G, Prandtstetter M, Rendl A, et al. Metaheuristics for solving a multimodal home-healthcare scheduling problem[J]. Central European Journal of Operations Research, 2015, 23(1): 89-113.

[73] Hertz A, Lahrichi N. A patient assignment algorithm for home care services[J]. Journal of the Operational Research Society, 2009, 60(4): 481-495.

[74] Hashemi D H, Pesant G, Rousseau L M. Vehicle routing problems with synchronized visits and stochastic travel and service times: applications in healthcare[J]. Transportation Science, 2020, 54(4): 855-1152.

[75] Hjortdahl P, Laerum E. Continuity of care in general practice: effect on patient satisfaction[J]. British Medical Journal, 1992, 304(6837): 1287-1290.

[76] Hu C, Lu J, Liu X, et al. Robust vehicle routing problem with hard time windows under demand and travel time uncertainty[J]. Computers & Operations Research, 2018, 94: 139-153.

[77] Heching A, Hooker J N, Kimura R. A logic-based benders approach to home healthcare delivery[J]. Transportation Science, 2019, 52(2): 319-332.

[78] Ishibuchi H, Yoshida T, Murata T. Balance between genetic search and local search in memetic algorithms for multi-objective permutation flow shop

scheduling[J]. IEEE Transactions on evolutionary Computation, 2003, 7(2): 204-223.

[79] Irnich S, Desaulniers G. Shortest path problems with resource constraint[M]// Column generation. Boston, MA: Springer US, 2005: 33-65.

[80] Kerkhove L P, Vanhoucke M, Maenhout B. On the resource renting problem with overtime[J]. Computers & ndustrial Engineering, 2017, 111: 303-319.

[81] Liu R, Xie X, Augusto V, et al. Heuristic algorithms for a vehicle routing problem with simultaneous delivery and pickup and time windows in home health care[J]. European Journal of Operational Research, 2013, 230 (3): 475-486.

[82] Lanzarone E, Matta A. Robust nurse-to-patient assignment in home care services to minimize overtimes under continuity of care[J]. Operation Research for Health Care, 2014, 3(2): 48-58.

[83] Laumanns M, Thiele L, Zitzler E. An efficient adaptive parameter variation scheme for metaheuristics based on the epsilon-constraint method[J]. European Journal of Operational Research, 2006, 169(3): 932-942.

[84] Lei D, Zheng Y, Guo X. A shuffled frog-leaping algorithm for flexible job shop scheduling with the consideration of energy consumption[J]. International Journal of Production Research, 2017, 55(11): 3126-3140.

[85] Liu R, Tao Y, Xie X. An adaptive large neighborhood search heuristic for the vehicle routing problem with ime windows and synchronized visits[J]. Computers & Operations Research, 2018, 101: 250-262.

[86] Lin C K Y. A vehicle routing problem with pickup and delivery time windows, and coordination of transportable resources[J]. Computers & Operations Research, 2011, 38(11): 1596-1609.

[87] Lin, S W, Yu V F. A simulated annealing heuristic for the multiconstraint team orienteering problem with multiple time windows[J]. Applied Soft Computing, 2015, 37: 632-642.

[88] Liu R, Yuan B, Jiang Z. Mathematical model and exact algorithm for the home care worker scheduling and routing problem with lunch break requirements[J]. International Journal of Production Research, 2017, 55(2): 558- 575.

[89] Lin C C, Hung L P, Liu W Y, et al. Jointly rostering, routing, and rerostering for home health care services: a harmony search approach with genetic, saturation, inheritance and immigrant schemes[J]. Computers & Industrial Engineering, 2017, 115(1): 151-166.

[90] Liu R, Yuan B, Jiang Z B. A branch-and-price algorithm for the home-caregiver scheduling and routing problem with stochastic travel and service times[J]. Flexible Services and Manufacturing Journal, 2019, 31: 989-1011.

[91] Little J D C, Murty K G, Sweeney D W, et al. An algorithm for the traveling salesman problem[J]. Operations Research, 1963, 11(6): 972-989.

[92] Liberatore F, Righini G, Salani M. A column generation algorithm for the vehicle routing problem with soft time windows[J]. 4OR-A Quarterly Journal of Operations Research, 2011, 9(1): 49-82.

[93] Mankowska D S, Meisel F, Bierwirth C. The home health care routing and scheduling problem with interdependent services[J]. Health Care Management, 2014, 17: 15-30.

[94] Mankowska D S. Synchronization in Vehicle Routing: Benders' Decomposition for the Home Health Care Routing and Scheduling Problem[C]//Dynamics in Logistics: Proceedings of the 4th International Conference LDIC, 2014 Bremen, Germany. Springer International Publishing, 2016: 159-169.

[95] Maya Duque P A, Castro M, Sörensen K, et al. Home care service planning. The case of Landelijke Thuiszorg[J]. European Journal of Operational Research, 2015, 243(1): 292-301.

[96] Mandal S K, Pacciarelli D, Hasle G. A memetic NSGA-Ⅱ for the bi-objective mixed capacitated general routing problem[J]. Journal of Heuristics, 2015,

21(3): 359-390.

[97] Mavrotas G. Effective implementation of the ε-constraint method in multi-objective mathematical programming roblems[J]. Applied Mathematics and Computation, 2009, 213(2): 455-465.

[98] Mosquera F, Smet P, Vanden B G. Flexible home care scheduling[J]. Omega, 2019, 83: 80-95.

[99] Mouthuy S, Massen F, Deville Y, et al. A multistage very large-scale neighborhood search for the vehicle routing problem with soft time windows[J]. Transportation Science, 2015, 49(2): 223-238.

[100] Mascolo M D, Martinez C, Espinouse M L. Routing and scheduling in home health care: a literature survey and bibliometric analysis[J]. Computers and Industrial Engineering, 2021, 158: 107255.

[101] Mutingi M, Mbohwa C. Multi-objective home care worker scheduling: a fuzzy simulated evolution algorithm approach[J]. IIE Transactions on Healthcare Systems Engineering, 2014, 4(4): 209-216.

[102] Martin E, Cervantes A, Saez Y, et al. IACS-HCSP: Improved ant colony optimization for large-scale home care scheduling problems[J]. Expert Systems with Applications, 2020, 142: 1-36.

[103] Nasir J A, Kuo Y K. A decision support framework for home health care transportation with simultaneous multi-vehicle routing and staff scheduling synchronization[J]. Decision Support Systems, 2020, 138: 1.

[104] Nickel S, Schröder M, Steeg J. Mid-term and short-term planning support for home health care services[J]. European Journal of Operational Research, 2012, 219(3): 574-587.

[105] Nikzad E, Bashiri M, Abbasi B. A matheuristic algorithm for stochastic home health care planning[J]. European ournal of Operational Research, 2021, 288: 753-774.

[106] Nagy G, Salhi S. Heuristic algorithms for single and multiple depot vehicle

routing problems with pickups and deliveries[J]. European Journal of Operational Research, 2005, 162(1): 126-141.

[107] Osyczka A. Multicriterion optimization in engineering with FORTRAN programs[M], Newn York: Ellis Horwood, 1984.

[108] Pullen H G M, Webb M H J. A computer application to a transport scheduling problem[J]. The Computer Journal, 1967, 10(1): 10-13.

[109] Pan B, Zhang Z Z, Lim A. A hybrid algorithm for time-dependent vehicle routing problem with time windows[J]. Computers & Operations Research, 2021, 128: 1-12.

[110] Qiu H, Wang D J, Yin Y Q, et al. An exact solution method for home health care scheduling with synchronized services[J]. Naval Research Logistics, 2022, 69(5): 715-733.

[111] Rasmussen M S, Justesen T, Dohn A. The home care crew scheduling problem: preference-based visit clustering and temporal dependencies[J]. European Journal of Operational Research, 2012, 219: 598-610.

[112] Righini G, Salani M. New Dynamic Programming Algorithms for the Resource Constrained Elementary Shortest Path Problem[J]. Networks, 2008, 51(3): 155-170.

[113] Rest K D, Hirsch P. Daily scheduling of home health care services using time-dependent public transport[J]. Flexible Services & Manufacturing Journal, 2016, 28(3): 1-31.

[114] Rönnqvist M. OR challenges and experiences from solving industrial applications[J]. International Transactions in perational Research, 2012, 19(1-2): 227-251.

[115] Ritzinger U, Puchinger J, Hartl R F. A survey on dynamic and stochastic vehicle routing problems[J]. International Journal of Production Research, 2016, 54(1): 215-231.

[116] Riazi, S, Wigstrom O, Bengtsson K, et al. A column generation based gossip

algorithm for home healthcare routing and scheduling problems[J]. IEEE Transactions on Automation Science and Engineering, 2019, 16(1): 127-137.

[117] Redjem R, Marcon E. Operations management in the home care services: a heuristic for the caregivers' routing problem[J]. International Journal of Flexible Manufacturing Systems, 2016, 28(1-2): 280-303.

[118] Ryan D M, Foster B A. An integer programming approach to scheduling[J]. Computer scheduling of public transport urban passenger vehicle and crew scheduling, 1981: 269-280.

[119] Reihaneh M, Ghoniem A. A branch-and-price algorithm for a vehicle routing with demand allocation problem[J]. European Journal of Operational Research, 2019, 272(2): 523-538.

[120] Shi Y, Boudouh T, Grunder O, et al. Modeling and solving simultaneous delivery and pick-up problem with stochastic travel and service times in home health care[J]. Expert Systems With Applications, 2018, 102(15): 218-223.

[121] Shi Y, Boudouh T, Grunder O. A hybrid genetic algorithm for a home health care routing problem with time window and fuzzy demand[J]. Expert Systems With Applications, 2017, 72(15): 160-176.

[122] Sans-Corrales M, Pujol-Ribera E, Gené-Badia J, et al. Family medicine attributes related to satisfaction, health and costs[J]. Family Practice, 2006, 23(3): 308.

[123] Solomon M M. Algorithms for the vehicle routing and scheduling problems with time window constraints[J]. Operations research, 1987, 35(2): 254-265.

[124] Shahnejat-Bushehri S, Tavakkoli-Moghaddam R, Momen S, et al. Home health care routing and scheduling problem considering temporal dependencies and perishability with simultaneous pickup and delivery[J]. FAC Conference on Manufacturing Modelling, Management, and Control, 2020, 52: 118-123.

[125] Staub M M. Quality of nursing diagnosis and patient satisfaction. A study of the correlation[J]. Pflege, 2002, 15(3): 113-121.

[126] Sachidanand V B, David M M, Jerry R W. An integrated spatial DSS for scheduling and touting home-health-care nurses[J]. Interfaces, 1997, 27(4): 35-48.

[127] Schrijver A. Theory of linear and integer programming[M]. Chichester: John Wiley & Sons, 1986.

[128] Ticha H B, Absi N, Feillet D, et al. A branch-and-price algorithm for the vehicle routing problem with time windows on a road network[J]. Networks, 2018, 73(4): 1-17.

[129] Trautsamwieser A, Gronalt M, Hirsch P. Securing home health care in times of natural disasters[J]. OR Spectrum, 2011, 33(3): 787-813.

[130] Trautsamwieser A, Hirsch P. A branch-price-and-cut approach for solving the medium-term home health care planning problem[J]. Networks, 2014, 64 (3): 143-159.

[131] Trautsamwieser A, Hirsch P. Optimization of daily scheduling for home health care services[J]. Journal of Applied Operational Research, 2011, 3(3): 124-136.

[132] Trumble S C, O'Brien M L, O'Brien M, et al. Communication skills training for doctors increases patient satisfaction[J]. Clinical Governance: An International Journal, 2006, 11(4): 299-307.

[133] Tseng C H, Lu T W. Minimax multiobjective optimization in structural design[J]. International Journal for Numerical Methods in Engineering, 1990, 30(6): 1213-1228.

[134] Yalçındağ S, Cappanera P, Matta A, et al. Pattern-based decompositions for human resource planning in home health care services[J]. Computers & Operations Research, 2016, 73: 12-26.

[135] Yalçındağ S, Matta A, Sahin E, et al. The patient assignment problem in

home health care: using a data-driven method to estimate the travel times of care givers[J]. Flexible Services & Manufacturing Journal, 2016, 28(1-2) 304-335.

[136] Yuan B, Liu R, Jiang Z. A branch-and-price algorithm for the home health care scheduling and routing problem with stochastic service times and skill requirements[J]. International Journal of Production Research, 2015, 53(24): 7450-7464.

[137] Yassen E T, Ayob M, Nazri M Z, et al. An adaptive hybrid algorithm for vehicle routing problems with time windows[J]. Computers & Industrial Engineering, 2017, 113: 382-391.

[138] Yu Y, Wang S, Wang J W, et al. A branch-and-price algorithm for the heterogeneous fleet green vehicle routing problem with time windows[J]. Transportation Research: Part B, 2019, 122(4): 511-527.

[139] Yang W, Ke L, Wang D Z W, et al. A branch-price-and-cut algorithm for the vehicle routing problem with release and due dates[J]. Transportation Research Part E Logistics and Transportation Review, 2021, 145: 102167.

[140] Zadeh L. Optimality and non-scalar-valued performance criteria[J]. IEEE transactions on Automatic Control, 1963, 8(1): 59-60.

[141] Zitzler E, Laumanns M, Thiele L. SPEA2: Improving the strength pareto evolutionary algorithm for multiobjective optimization[C]. Evolutionary Methods for Design, Optimization and Control with Applications to Industrial Problems. Proceedings of the EUROGEN' 2001. Athens, 2001, 19-21.

[142] Zheng J, Jiang H, Kuang D, et al. An approach of constructing multi-objective Pareto optimal solutions using arena's principle[J]. Journal of Software, 2007, 18(6): 1287-1297.

[143] Zhang T, Yang X, Chen Q, et al. Modified ACO for home health care scheduling and routing problem in Chinese communities[C]//2018 IEEE 15th International Conference on Networking, Sensing and Control (ICNSC). IEEE, 2018: 1-6.